轻松面对
多囊卵巢综合征

主编◎黄　薇

科学技术文献出版社
SCIENTIFIC AND TECHNICAL DOCUMENTATION PRESS
·北京·

图书在版编目（CIP）数据

轻松面对多囊卵巢综合征 / 黄薇主编. —北京：科学技术文献出版社，2024.8

ISBN 978-7-5235-1163-3

Ⅰ.①轻… Ⅱ.①黄… Ⅲ.①卵巢疾病—综合征—诊疗 Ⅳ.①R711.75

中国国家版本馆 CIP 数据核字（2024）第 022262 号

轻松面对多囊卵巢综合征

策划编辑：袁婴婴 责任编辑：袁婴婴 责任校对：张吲哚 责任出版：张志平

出 版 者	科学技术文献出版社
地 址	北京市复兴路15号 邮编 100038
编 务 部	（010）58882938，58882087（传真）
发 行 部	（010）58882868，58882870（传真）
邮 购 部	（010）58882873
官 方 网 址	www.stdp.com.cn
发 行 者	科学技术文献出版社发行 全国各地新华书店经销
印 刷 者	北京地大彩印有限公司
版 次	2024 年 8 月第 1 版 2024 年 8 月第 1 次印刷
开 本	880×1230 1/32
字 数	107千
印 张	4.875
书 号	ISBN 978-7-5235-1163-3
定 价	68.00元

编委会

序

现代社会生活节奏快、压力大，女性健康问题日益受到关注。多囊卵巢综合征是育龄期妇女最常见的生殖内分泌疾病，发病率呈增高趋势。患者往往从青春期起就出现月经紊乱及痤疮、多毛等症状，对青少年的身心发育造成困惑；到育龄期还要面对生育难题。由于疾病表现的多样性且需要长期管理，且目前的治疗方法只能是对症处理，因此在治疗中，患者往往产生不解、焦虑等情绪，甚至有终止治疗的想法和行为，这非常不利于疾病的管理和远期并发症的预防。

尽管临床上不断有针对多囊卵巢综合征病因、发病机制、临床表现、诊疗方案和长期管理的指南共识，但是，对于广大女性朋友而言，医学术语晦涩难懂，她们希望了解更多有关疾病治疗、管理、药物选择等方面的知识，因此，针对多囊卵巢综合征的科普宣传非常重要，也非常必要。

《轻松面对多囊卵巢综合征》是由四川大学华西第二医院黄薇教授主编，本书从月经、生育、高雄、代谢、营养、运动、心理多个维度，对女性朋友遇到的常见问题进行了深入浅出地解析，并以生动的配图、浅显易懂的语言，从症状识别到治疗选择，从日常管理到心理调适，如同一位细心的导师，引领着读者走进多囊卵巢综合征的世界，让广大女性朋友了解疾病、认知疾病。书中的问答形式仿佛是一场温暖的对话，让读者感受到了作者的真诚关怀和对患者的深切理解。这不仅是一本科普读物，更是一份精神慰藉，让每一位患者和亲友在阅读中找到共鸣和力量。

我相信，《轻松面对多囊卵巢综合征》一书的问世，不仅能丰富公众对多囊卵巢综合征的认识，更能以其独特的方式为广大女性提供一份温馨而实用的健康指南，引领她们走向更加健康、美好的生活。

中国科学院院士
山东大学教授/主任医师
山东大学妇儿与生殖健康研究院院长
生殖医学与子代健康全国重点实验室首席科学家
国家辅助生殖与优生工程技术研究中心主任

陈子江

前　言

　　多囊卵巢综合征发病往往始于年轻女性，是育龄期妇女最常见的生殖内分泌疾病，至今病因不明，其临床表现呈多样性，如高雄激素症状（月经紊乱、痤疮、多毛等）、代谢紊乱（肥胖、黑棘皮症等）、不孕不育等。由于多囊卵巢综合征会导致长期内分泌紊乱和糖脂代谢异常，远期发生糖尿病、心血管疾病、子宫内膜癌的风险增高，因此，多囊卵巢综合征属于慢性疾病，需要长期科学规范的管理。

　　作为一名长期从事生殖内分泌科的医生，每次在门诊都会有不少多囊卵巢综合征患者就诊，她们满存疑惑和焦虑，也缺乏对疾病的认识和管理，导致很多患者由于症状反复而选择停药，甚至放弃治疗，这非常不利于疾病的管理，也增加了远期并发症的风险。因此，一直以来我希望通过撰写一本有关多囊卵巢综合征的科普图书，为她们答疑解惑，增强她们面对疾病的勇气，也希望通过这本书他们能全面认识多囊卵巢综合征，积极配合医生的诊疗，管理好月经、体重及情绪等。为此，我们组织国内生殖内分泌、营养、运动医学和心理等专家一起针对多囊卵巢综合征的常见问题进行了深入浅出地解析，以浅显易懂的语言方式让广大读者及患者全面了解疾病的常见症状及治疗方案，做好对疾病有效且长期的管理。

最后，本书的顺利出版离不开所有人的共同努力和参与。在此，感谢各位编委专家对本书的大力支持，感谢出版社各位编辑老师给予的帮助。

于四川大学华西第二医院

2024年2月4日立春

注　意

　　医学是一门不断变化和发展的学科，随着新的研究成果和临床经验的积累，人类在医学领域的认知也在不断拓展，尤其在手术和药物治疗等方面，作者和出版人员已尽力反复审核，尽可能地确保信息准确、完整、公认。特别提示，本书中所提到的治疗方法、药物及不良反应并非适用于所有人，每个人情况不尽相同，请务必在医生的指导下进行治疗和用药，切勿自行用药。本书不承担任何因阅读或使用书中的内容而引起的责任。

目　录

第一章　月经篇

第二章 生育篇

第三章　高雄篇

第四章 代谢篇

第五章　营养篇

第六章　运动篇

第七章　心理篇

第一章

月经篇

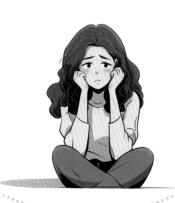

1. 什么是正常的月经？

正常的月经是每月一次的子宫出血，是子宫内膜在激素作用下的周期性剥脱，在月经来潮的前半个月，子宫内膜受到卵泡发育初期分泌的雌激素作用而发生增生期变化；当排卵后卵巢不仅分泌雌激素，还分泌孕激素，此时子宫内膜受到孕激素作用而发生分泌期变化；当激素减退后分泌期子宫内膜脱落出血，这就是月经形成的关键。因为卵泡发育的周期是 1 个月，因此子宫内膜脱落的周期也对应的是 1 个月，这就是每月来月经的缘故。

月经具有规律性、自限性的特征。两次月经间隔称为月经周期，一般是 28～30 天，提前或者延后 7 天也属正常；月经的出血量和出血时间具有自限性，月经从来的第 1 天到完全干净称为经期，一般不超过 7 天，月经量一般为 30～60 mL。如果妇女月经不规律、经期延长、月经量过多或过少，都称为异常子宫出血。

2. 月经异常有哪些表现？

月经异常可表现为周期不规律（两次月经周期间隔超过 7 天）、月经稀发（周期 ≥ 35 天）、月经频发（周期 < 23 天）、月经量异常（< 5 mL 为月经量过少，> 80 mL 为月经量过多），以及闭经（停经时间超过 6 个月）。月经异常是一种常见的妇科疾病，病因可以分为九大类：子宫内膜息肉、子宫肌瘤、子宫腺肌病、子宫内膜增生 / 内膜癌、血液系统疾病、排卵障碍、子宫内膜局部因素、医源性因素和未分类因素。排卵障碍性异常子宫出血是最常见原因，在青春期和围绝经期妇女中，由于性腺轴功能不稳定或卵巢功能下降，易发生排卵障碍性异常子宫出血，而多囊卵巢综合征是育龄期妇女排卵障碍的最常见原因。

　　一旦出现月经异常，建议及时到医院就诊，通过医生诊疗确定病因，对症处理，否则出血时间长或者出血量多，可能导致贫血、感染，影响身体健康和生殖功能。

3. 多囊卵巢综合征患者的月经是什么样的?

　　多囊卵巢综合征患者稀发排卵或者不排卵，因此其主要表现为月经稀发、闭经，闭经前常有月经量过少或月经稀发。少数多囊卵巢综合征患者也可表现为月经频发或子宫不规则出血、月经周期或经期无规律性。

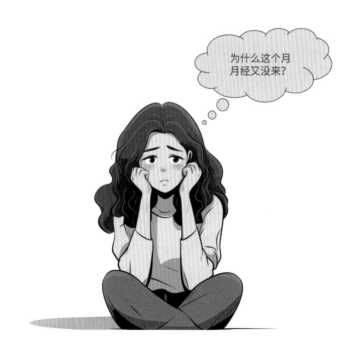

为什么这个月月经又没来?

4. 月经失调就是得了多囊卵巢综合征吗？

月经失调不等于得了多囊卵巢综合征。

月经失调是很多因素造成的，如青春期女孩性腺轴尚未发育成熟，就容易出现月经不调。其他引起月经失调的疾病还包括早发性卵巢功能不全、卵巢早衰、高催乳素血症等。此外，精神过度紧张、生活压力大、营养不良、饮食不规律（紊乱）、运动量太大、体重太轻，以及药物等都会影响月经。出现月经失调应到医院进行全面检查，经医生检查后才能确诊。

5. 多囊卵巢综合征为什么会导致月经不规律？

多囊卵巢综合征患者卵泡发育障碍，呈高雄激素状态。因为患者内分泌代谢紊乱，未成熟的小卵泡不能发育成熟，所以导致不能排卵，从而导致月经后期孕激素缺乏，子宫内膜处于无孕激素作用的增生期内膜无法转化为分泌期内膜，因此表现为不来月经、月经周期长或月经不规律。

6. 月经量多或少是由多囊卵巢综合征引起的吗？

月经量多或少的原因有很多，月经量多可能是由于黏膜下子宫肌瘤、子宫腺肌病、血液系统疾病、感染等所致。月经量少与子宫内膜受损、内分泌紊乱、精神压力大等有关。

多囊卵巢综合征的月经异常往往表现为月经稀发、闭经。当体内雌激素分泌不足时，会出现月经量少，而当雌激素分泌过多时，子宫内膜会增厚，出现月经量增多或者淋漓不尽的情况。

7. 月经总是淋漓不尽是多囊卵巢综合征吗？

月经经期个体差异较大，正常经期通常为 2～7 天，行经时间超过 8 天称为月经延长。月经是一个复杂又系统的生理反应，主要是受下丘脑-垂体-卵巢轴（HPO 轴）有序调控，并且由多种性激素共同调节。经期延长的原因复杂多样，主要包括内分泌因素和子宫因素，前者包括无排卵性异常子宫出血、黄体功能不全、高催乳素血症、多囊卵巢综合征、早发性卵巢功能不全等；后者包括子宫内膜息肉、切口憩室、子宫内膜增生／内膜癌等。

因此，月经总是淋漓不尽不一定是多囊卵巢综合征。一旦出现月经来了不走的情况应及时就医，找寻病因，对症处理。

8. 月经周期还算规律，但总推迟(≥40 天/次)，是多囊卵巢综合征吗？

这种情况不一定是多囊卵巢综合征。

正常月经周期是 28～30 天，而且是规律的。如果月经周期 40 多天，医学定义为月经稀发，主要原因是卵泡发育障碍，即卵泡需要更长时间才能发育成熟。多囊卵巢综合征是卵泡发育障碍最常见的病因，其他引起卵泡发育障碍的疾病，如卵巢功能低下、高催乳素血症、甲状腺功能减退、情绪因素等也会导致月经稀发。

9. 11 岁，月经来潮后月经不规律，脸上长 "青春痘"，是多囊卵巢综合征吗？

刚来月经的时候月经不规律，主要是因为青春期女性的生殖内分泌轴功能不成熟，随着年龄的增加，大部分会过渡到正常规律的月经。"青春痘"是因为肾上腺功能活跃所致。因此，青春期女孩月经不规律，脸上长 "青春痘"，并不一定是多囊卵巢综合征。根据国际指南建议，青春期月经紊乱伴有雄激素水平升高，诊断多囊卵巢综合征应该慎重，最好在第一次月经来潮 8 年后重新评估。如果月经紊乱或者 "青春痘" 严重，可以服用复方短效口服避孕药调节月经。

10. 15 岁月经迟迟不来，有可能是多囊卵巢综合征吗？

青春期女孩不来月经，不一定是多囊卵巢综合征。

根据女性青春期发育规律，14 岁前第二性征发育，或 16 岁前月经来潮，均属于正常。15 岁月经未来潮，如果有第二性征的发育，需观察到 16 岁；如果没有第二性征发育，应该进行相应检查，包括身高、体重、超声检查、性激素水平、甲状腺功能、染色体、测量骨龄等，确定原因后对症处理。

11. 月经很规律，B 超检查有多囊样卵巢，是多囊卵巢综合征吗？

超声显示多囊样卵巢，不能就此判断是多囊卵巢综合征。

根据国际指南和我国《多囊卵巢综合征诊断标准和治疗规范》，多囊卵巢综合征的诊断必须符合以下条件中的两条：①不排卵引起的月经稀发、闭经或不规则的子宫出血；②雄激素水平升高引起的多毛、痤疮等临床症状和（或）血中雄激素水平升高；③ B 超下的多囊样卵巢，并且排除其他引起月经紊乱、雄激素水平升高的疾病。也就是说仅仅依据 B 超下有多囊样卵巢，并不能诊断多囊卵巢综合征。月经规律不代表一定有排卵，需要 B 超监测确定是否有排卵，通过体格检查和激素检测判断有无高雄激素，再结合 B 超显示多囊样卵巢，才能诊断。

12. 月经紊乱，B 超检查未显示存在多囊样卵巢，但是医生还是诊断为多囊卵巢综合征？

按照 2018 年和 2023 年国际指南，多囊卵巢综合征的诊断是基于临床为主，如果患者有排卵障碍所致的月经稀发、闭经等症状，同时有多毛、痤疮等高雄*症状，即可诊断为多囊卵巢综合征。如果没有多毛等高雄症状，需要依据有无雄激素水平升高，再结合 B 超做出诊断。由此可见，B 超提示多囊样卵巢，不能作为确诊多囊卵巢综合征的唯一依据。青春期女性，不建议行 B 超检查诊断多囊卵巢综合征。因此，如果存在月经紊乱同时伴有多毛、痤疮等症状，或血中雄激素水平升高，排除其他引起月经紊乱、高雄疾病原因后，即使 B 超没有提示多囊样卵巢，也可以诊断为多囊卵巢综合征。

---

*高雄主要是指高雄激素症状或高雄激素血症，"高雄激素症状"包括多毛、痤疮和脱发，"高雄激素血症"是指在血液中雄激素水平异常升高的情况。

13. 要么不来月经，要么来后一直不干净，月经量也时多时少，是怎么回事？

正常月经是卵巢排卵后黄体分泌的孕激素使子宫内膜从增生期转化为分泌期，当黄体萎缩，孕激素下降后子宫内膜脱落即月经来潮。

当月经的规律性、经期、月经量等不符合正常月经参数时，为异常子宫出血。异常子宫出血最常见的原因是排卵障碍，排卵障碍会导致孕激素缺乏，从而导致子宫内膜仅受到不同程度的单一雌激素影响。此时，子宫内膜处于增生期，随着激素波动子宫内膜会剥脱出血，但是内膜脱落不协调时会导致出血时间延长，则表现为"要么不来月经，要么来了不干净"的状况。多囊卵巢综征是育龄妇女最常见的排卵障碍性疾病，当多囊卵巢综合征患者月经超过2个月没有来，或者淋漓不尽（出血时间超过1周）时，建议及时到医院就诊，进行相关检查（如超声）和调节月经。

14. 多囊卵巢综合征伴月经失调，体重下降后不用药月经也能来，是好了吗？

据统计，30% ～ 60% 的多囊卵巢综合征患者存在肥胖〔体重指数（body massindex，BMI）≥ 25 kg/m²〕，且腹型肥胖（腰围／臀围比值≥ 0.8）更为常见。此类患者由于存在胰岛素抵抗、糖脂代谢紊乱等问题，会加重排卵障碍。减重是非常有效的治疗方式，不仅可以缓解胰岛素抵抗等代谢问题，而且在减重5% ～ 10% 后，部分患者会恢复排卵，从而改善月经，但是多囊卵巢综合征尚未被治愈，如果不能有效维持正常体重，月经紊乱仍可再出现。

15. 流产后 1 年，月经变得不规律且长胖了，是多囊卵巢综合征吗？

不一定。

月经不规律和肥胖都是多囊卵巢综合征的典型表现，但不是其确诊的依据。首先，确定月经不规律是否为排卵障碍所致；其次，患者是否伴有多毛、痤疮等高雄症状，或者血中雄激素水平是否升高。根据以上两点，基本可以确诊。此外，结合 B 超，可进一步明确诊断。肥胖的多囊卵巢综合征患者，合并胰岛素抵抗等代谢紊乱的概率更高，因此，除外超声检查和性激素检测，建议进行胰岛素释放试验。

16. 没有生育计划，可不可以不用在意月经来不来？

这个想法是不对的。

多囊卵巢综合征患者月经不规律的原因是无排卵，没有孕激素。子宫内膜长期在单一雌激素作用下，容易发生子宫内膜病变，甚至子宫内膜癌。因此，即使没有生育要求，也应该选择药物调节月经周期，使子宫内膜周期性脱落，避免内膜增生或癌变，或者采用含孕激素的曼月乐环放置在宫腔内，起到保护内膜的作用。

17. 多囊卵巢综合征患者月经不规律必须吃药调节吗？

对于月经不规律的多囊卵巢综合征患者，如果没有生育或避孕要求，每1~2个月能来一次月经，可以暂不需要用药，继续观察。但月经周期如果超过3个月，建议服用孕激素10~14天或复方口服避孕药调节月经。如果有生育要求的月经不规律患者，建议监测有无排卵，如果不排卵，应该进行促排卵治疗，以满足多囊卵巢综合征患者的生育需求。

18. 多囊卵巢综合征患者月经不规律可以只吃中药吗？

可以的。

多囊卵巢综合征在中医属于"月经后期""闭经""不孕症""崩漏""癥瘕"范畴，其主要以肾虚为基础，气血阴阳失调为本，痰湿、气滞血阻导致"肾－天癸－冲任－胞宫"生殖轴紊乱，出现月经稀发或闭经、不孕、多毛、肥胖、痤疮等表现。治疗以中药周期疗法（如下图所示）和分型论治为主，药物包括定坤丹、坤泰胶囊、逍遥丸、滋肾育胎丸等。

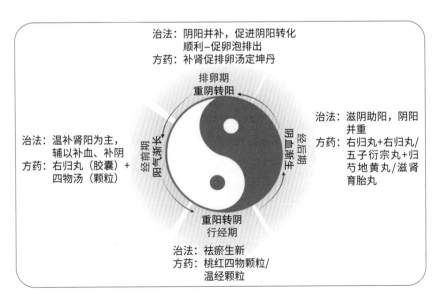

治法：阴阳并补，促进阴阳转化
顺利－促卵泡排出
方药：补肾促排卵汤定坤丹

排卵期
重阴转阳

治法：温补肾阳为主，
辅以补血、补阴
方药：右归丸（胶囊）+
四物汤（颗粒）

经前期
阳气渐长

经后期
阴血渐生

治法：滋阴助阳，阴阳
并重
方药：右归丸+右归丸/
五子衍宗丸+归
芍地黄丸/滋肾
育胎丸

重阳转阴
行经期

治法：祛瘀生新
方药：桃红四物颗粒/
温经颗粒

19. 为何医生开的调节月经的药物不一样？

多囊卵巢综合征患者调节月经的首选药物是复方口服避孕药。医生会根据患者的情况，如年龄、BMI、临床症状、风险因素及药物可获得性进行综合选择。不同的复方口服避孕药含有的雌激素剂量及孕激素剂量不同，但疗效差别不大。如果采用孕激素调节月经，建议选择天然孕激素，如黄体酮胶囊、地屈孕酮等，孕激素需要口服 10 ～ 14 天、药物足量才能起到转化内膜的作用。

20. 多囊卵巢综合征患者必须吃激素调节月经吗？

无论是否处于青春期、伴有超重或肥胖、有无生育需求等，确诊为多囊卵巢综合征的患者均要进行长期的月经管理，因为多囊卵巢综合征患者是子宫内膜癌的高危人群，调节月经可以降低子宫内膜病变，甚至子宫内膜癌的风险。

目前临床上调节月经的主要方式为复方口服避孕药和孕激素，服用激素后使子宫内膜定期脱落，从而达到长期且科学地管理月经的目的，此外服用激素还可以改善痤疮、多毛等高雄激素表现，所以多囊卵巢综合征患者使用激素调节月经是较好的选择。

21. 听说激素副作用很大，能不能不吃激素？

人体内有 200 多种激素，如糖皮质激素、甲状腺激素及性激素等。服用糖皮质激素会导致肥胖、满月脸、紫癜，并对心血管系统、肾功能等有不良影响。性激素用于治疗多囊卵巢综合征，即雌激素和孕激素，这些激素是人体正常生理情况下就会自主合成的，治疗使用的剂量也是正常生理所需剂量，此外，这些激素还会改善痤疮、多毛症状，调节月经等。所以，只要遵照医嘱使用并定期监测，治疗剂量的性激素副作用是极小的。

22. 吃激素会长胖吗？

女性体重主要与生活方式和年龄增长有关。治疗多囊卵巢综合征的"激素"是指复方短效口服避孕药、孕激素类。临床使用的复方口服避孕药主要成分是 20 ~ 30 μg 的低剂量雌激素和高效孕激素，这些药物对体重几乎没有影响，其中有的孕激素还具有抗盐皮质激素作用，服用后不但不增加体重，反而对体重调节有一定好处。所以治疗多囊卵巢综合征的激素不会长胖。如果患者体重增加，可能是多囊卵巢综合征疾病本身的代谢紊乱所致，应该进行相应检查，并进行生活方式调整，做好体重管理。

23. 吃激素会导致乳腺癌吗？

乳腺癌是女性发病率高、多病因起源的恶性肿瘤，乳腺癌的危险因素不但与年龄、月经情况、乳腺癌家族史、乳腺良性肿瘤史、生殖系统疾病史等有关，还与肥胖、生育史、哺乳、精神、心理、运动、生活习惯、饮食及性激素暴露史等有关。多囊卵巢综合征患者由于排卵障碍、高雄激素，需要服用复方口服避孕药调节月经和抗雄激素，这类药物的禁忌证包括乳腺癌患者，但服用复方口服避孕药并不会增加乳腺癌的发病率。

24. 吃短效避孕药就会乳房胀痛，还能用它治疗多囊卵巢综合征吗？

育龄期女性乳房胀痛常见原因是小叶增生、纤维瘤、经前期生理性疼痛、使用性激素等，而复方口服避孕药本身含有雌激素和孕激素，因此，在服药初期个别患者有乳房胀痛等不适，一般会随着用药时间延长自行缓解或消失，若症状持续存在或继续加重，则需停药观察或者更换药物。

25. 多囊卵巢综合征伴有乳腺结节，能服用避孕药吗？

多囊卵巢综合征是排卵障碍性疾病，需使用复方口服避孕药管理月经和抗雄激素治疗。乳腺是性激素的靶器官，因此，在服药前或者长期服药过程中，需要关注乳腺问题。

目前研究表明，乳腺结节的原因很多，主要有外源性雌激素刺激、女性压力过大、不良生活习惯、女性内分泌失调等。国内外研究表明，乳腺良性疾病患者服用口服避孕药没有明确限制，只需服用过程中加强监测。有乳腺癌家族史的患者，在密切随访乳腺结节的情况下，可以使用口服避孕药。

26. 体重指数超过 30 kg/m^2，可以服用激素吗？

体重指数超过 30 kg/m^2 属于肥胖，肥胖的多囊卵巢综合征患者合并胰岛素抵抗、代谢综合征、糖尿病、高血压、子宫内膜癌等风险增加。多囊卵巢综合征患者服用激素（复方口服避孕药）可以调节月经、保护内膜和抗雄激素作用。此类药物，尤其是高剂量雌激素会增加血栓风险，而肥胖也是发生血栓的高危因素，因此，首先需要进行减重管理，同时在评估血栓风险因素（肥胖、血栓病史、高龄、制动、吸烟等）后，根据具体情况予以药物治疗，尽量避免血栓发生。

27. 吃避孕药调节月经会影响以后怀孕吗？

不会。

避孕药有多种，临床上常用于调节月经的药物主要是复方口服避孕药，是高效孕激素和低剂量雌激素组成的复方制剂。复方口服避孕药半衰期短，停药后药物成分会被迅速代谢排出体外。研究表明，停药 17 天后药物在体内残留率不足 0.1%，因此，复方口服避孕药不会影响以后的生育，停药 1 年的妊娠率与未服用药物者相同，而且作为简便、高效、可逆的避孕方式，复方口服避孕药能够有效保护妇女生育力。多囊卵巢综合征患者服用复方口服避孕药可以纠正内分泌紊乱，有的患者在停药后可能恢复自然排卵，增加怀孕概率。此外，停药后妊娠，不会增加胎儿先天畸形的风险，亦不影响子代正常生长发育。

28. 多囊卵巢综合征患者没有生育打算，医生让吃短效避孕药，需要长期吃吗？

是的，多囊卵巢综合征患者需要长期服用复方口服避孕药。

多囊卵巢综合征的特征是长期慢性无排卵，导致女性体内长期缺乏孕激素，子宫内膜不能转化为分泌期内膜，所以虽然也来月经，但是这类患者往往月经稀发，甚至出现闭经或异常子宫出血。目前认为，多囊卵巢综合征属于慢性疾病，有必要进行长期管理，包括月经管理和生活方式管理。国内外相关指南推荐，复方口服避孕药作为育龄期无生育要求患者的首选药物，在避孕的同时有效调节月经周期、保护子宫内膜、对抗雄激素作用。一般治疗周期3～6个月后症状好转，停药后可能再次出现月经紊乱或高雄症状，因此，在无生育需求时，建议长期服用。对于长期用药的患者，建议每年健康体检一次，以评估用药的安全性。

29. 医生建议多囊卵巢综合征患者吃避孕药降低雄激素、调节月经，可以自己到药店买吗？吃哪种比较好？

避孕药有很多种，目前在药店能购买到的避孕药包括复方口服避孕药和紧急避孕药两大类。治疗多囊卵巢综合征的药物为复方口服避孕药，而不是紧急避孕药。复方短效口服避孕药是雌激素和孕激素的复方制剂，根据剂型不同每月服用21天或者28天，停药后有规律月经，此外，除了有避孕效果外，还可以治疗多囊卵巢综合征的月经紊乱，且具有抗雄激素作用，改善痤疮、多毛等高雄症状。而紧急避孕药是避孕失败后的补救方法，该药物不具有调节月经和抗雄激素作用，如果短期内多次服用，还会引起月经紊乱，因此，不适合用于月经调节。建议在医生指导下购买含20～30 μg 炔雌醇的复方口服避孕药，如优思明（30 μg）、妈富隆（30 μg）、优思悦（20 μg）、欣妈富隆（20 μg）等。

30. 吃了好几年达英 -35，现在医生让我改服忧思悦，有什么区别吗？

目前复方口服避孕药在不断更新，其所含雌激素剂量不但不断降低，而且孕激素效能越来越强，药物疗效也得到提高，并降低了药物不良反应。达英 -35 的炔雌醇含量为 35 μg，孕激素为醋酸环丙孕酮。而目前常用的低剂量雌激素是 20 ～ 30 μg 炔雌醇，如优思悦和欣妈富隆的炔雌醇含量为 20 μg，优思明和妈富隆的炔雌醇含量为 30 μg，相对于 35 μg 的达英 -35，这些低剂量雌激素避孕药的血栓风险降低，更为安全。因此，这些同样具有调节月经、抗雄激素的 20 ～ 30 μg 炔雌醇的复方口服避孕药是多囊卵巢综合征患者的首选。

31. 吃了医生开的口服避孕药阴道出血 1 个月，是不是有什么问题？

治疗多囊卵巢综合征的口服避孕药是雌激素和孕激素的复方制剂，使用初期（服药的 1 ～ 3 个月），约 30% 的妇女会出现不规则出血，主要原因是外用激素和内在激素存在冲突，是子宫内膜接受不同激素刺激出现的不稳定表现，此时可观察随访，无须过多干预。服药 1 ～ 3 个月后，机体已经适应避孕药的激素作用，而体内的激素因为避孕药的抑制作用而明显减弱，因此，月经就更规律。如果忘记服药（漏服），需要在第 2 天及时补上，否则药物激素水平波动会导致或加剧子宫内膜的不稳定，从而出现持续少量阴道出血。出现这种情况时，需要继续服药，不能漏服，待机体适应后，出血就会停止。如果出血量大或者服药 3 个月后仍然持续不规则出血，建议咨询医生进行检查或者更换药物。

32. 一直吃避孕药治疗多囊卵巢综合征，现 40 多岁，医生不让我吃避孕药了，为什么？

女性随着年龄增加，血栓风险进一步增加，长期使用复方口服避孕药是血栓形成的高危因素之一。复方口服避孕药含有的雌激素是血栓形成的危险因素，年轻、不吸烟的多囊卵巢综合征患者长期服用，大多数情况下是安全的。但是，女性在 40 岁之后，出现高血压、糖尿病、心脑血管疾病及肥胖等的风险明显增加，此时即使不是多囊卵巢综合征患者，健康女性服用复方口服避孕药也要慎重。因此，口服避孕药不作为 40 岁以后女性的第一选择，如果多囊卵巢综合征患者月经紊乱，建议服用孕激素或放置曼月乐环保护内膜，调节月经。

33. 多囊卵巢综合征患者吃药就来月经，不吃就不来，是不是对激素依赖了？

多囊卵巢综合征是排卵障碍性疾病，表现为无排卵或者稀发排卵。如果不排卵，体内缺乏孕激素，子宫内膜仅仅受到雌激素作用，而没有孕激素刺激无法转化内膜，出现月经不规律，甚至闭经。因此，常用孕激素或复方口服避孕药调节月经，服药后子宫内膜转化至分泌期，停药后发生撤退性出血（月经）。如果不服用药物，依然不排卵，这时就不会来月经。因此，这种情况不属于药物依赖。

34. 医生说不来月经是因为不排卵，给我开的激素药调月经，这些药是促排卵的吗？

针对多囊卵巢综合征的月经异常，临床上常用的调经药物包括复方口服避孕药、孕激素。复方口服避孕药是雌激素和孕激素的复方制剂，服用后有规律的月经来潮，并通过抑制下丘脑－垂体功能达到避孕和降低雄激素的目的。因此，复方口服避孕药是多囊卵巢综合征患者调节月经和抗雄激素的首选。雄激素水平降低后，有助于停药后排卵功能的恢复，其本身是避孕药，不是促排卵药物。孕激素制剂，通过转化受到单一雌激素作用的子宫内膜为分泌期内膜，从而发生撤退性出血，起到调节月经和保护内膜的作用。

以上两种药物都不是促排卵药物，而是通过药物本身的作用，使子宫内膜转化和脱落，达到调节月经的目的。

35. 多囊卵巢综合征伴月经异常，医生给我开了孕激素药调月经，但吃药期间为什么出血？且一停药出血更多？

多囊卵巢综合征是一种排卵障碍性疾病，因为缺乏孕激素，子宫内膜会发生不规则的生长或剥脱不同步导致不正常出血。补充孕激素可以将增生的子宫内膜转化为分泌期内膜，在停服药物后会有一次撤退性出血，模拟一次正常月经来潮。在服药期间由于体内雌激素、孕激素不平衡出现少量出血是常见现象，不需要过分干预。

36. 什么是子宫内膜增生？

子宫内膜增生是一种非生理性、非侵袭性的内膜增生病变，可以分为子宫内膜增生不伴非典型性和子宫内膜非典型增生。子宫内膜增生的主要原因是子宫内膜在长期无孕激素保护的雌激素暴露下发生异常增生。多囊卵巢综合征患者由于长期无排卵，缺乏内源性孕激素，且伴有肥胖、胰岛素抵抗等代谢紊乱，是子宫内膜增生常见的危险因素。因此，若多囊卵巢综合征患者出现异常子宫出血，或 B 超下子宫内膜增厚或回声不均匀，需要进行子宫内膜活检，确定或排除内膜增生。

37. 什么是子宫内膜癌？哪些情况容易患子宫内膜癌？

子宫内膜癌是起源于子宫内膜腺体的恶性肿瘤，绝大多数为腺癌。为女性生殖器三大恶性肿瘤之一，主要的高危因素包括无排卵、不育、肥胖或有高脂肪饮食习惯、晚绝经、多囊卵巢综合征、产生雌激素的卵巢肿瘤、外源性雌激素摄入、子宫内膜非典型增生，以及有卵巢癌、肠癌或乳腺癌家族史者。子宫内膜癌常见于绝经后女性，在 40 岁以下子宫内膜癌患者中，有 19% ～ 25% 患有多囊卵巢综合征，因此，对于多囊卵巢综合征患者需要做好月经管理和生活方式管理，降低发生子宫内膜癌的风险。

38. 多囊卵巢综合征患者容易患子宫内膜癌吗？

正常情况下，雌激素促进子宫内膜的增生，而孕激素可以保护子宫内膜。多囊卵巢综合征患者由于内分泌失调，卵泡不能发育成熟和排卵，虽然体内有一定水平的雌激素，但缺乏孕激素，长期单一雌激素作用就会导致子宫内膜增生。子宫内膜增生是子宫内膜癌的高危因素，子宫内膜增生分为两类：子宫内膜增生不伴非典型性、子宫内膜非典型增生，前者恶变概率低，后者存在潜在恶性及进展为癌的风险明显增加。此外，多囊卵巢综合征患者多数有肥胖、胰岛素抵抗、高血压、糖脂代谢异常，亦增加了子宫内膜癌的发病风险，研究表明，多囊卵巢综合征女性发生子宫内膜癌的风险是同龄月经规律女性的 4 倍。

39. 如何早期发现子宫内膜癌？

多囊卵巢综合征是子宫内膜癌危险因素人群，也是慢性疾病，因其长期排卵障碍会出现月经稀发或闭经，而患者往往在症状反复发生、无法根治的情况下听之任之，不予以处理，久而久之，内膜就会出现增生或癌变。因此，至少要每 90 天有一次月经出血以降低癌变发生率。服用复方口服避孕药或者服用 10 ~ 14 天的孕激素转化内膜，可以起到预防内膜增生、癌变的作用。对于停经超过 3 个月或持续阴道出血的多囊卵巢综合征患者，建议进行 B 超检查，观察子宫内膜有无增厚、宫内占位等情况，并及时进行子宫内膜活检，有助于早期发现子宫内膜癌。

40. 多囊卵巢综合征可疑子宫内膜癌需要做哪些检查？

可疑子宫内膜癌的多囊卵巢综合征患者，常伴有异常子宫出血的临床表现，宫腔内超声是首选的检查方式，可了解子宫内膜厚度、有无宫腔占位及异常血流信号等。子宫内膜病理检查则是诊断子宫内膜癌的金标准，对于合并异常子宫出血、超声检查提示子宫内膜回声异常或增厚的多囊卵巢综合征患者，进行诊断性刮宫和宫腔镜下内膜活检，可明确组织病理诊断。

41. 多囊卵巢综合征患者如何预防子宫内膜癌？

对于多囊卵巢综合征患者，有效的生活方式干预和规范的月经管理是预防子宫内膜癌的可靠措施。正常情况下，子宫内膜长期受到雌激素作用导致增生，是子宫内膜癌发生的高危因素。孕激素会保护子宫内膜，降低子宫内膜癌的发生。多囊卵巢综合征患者因缺乏孕激素，易发生子宫内膜癌，因此需进行规范的月经管理，定期使用复方口服避孕药或超过 10 天的孕激素，无生育要求的可以放置曼月乐环。多囊卵巢综合征患者易伴发肥胖和胰岛素抵抗，而肥胖及胰岛素抵抗是子宫内膜癌的风险因素。因此，科学的体重管理，对预防子宫内膜病变非常重要。

42. "胖" 多囊卵巢综合征和 "瘦" 多囊卵巢综合征哪个更容易患子宫内膜癌？

多囊卵巢综合征由于排卵障碍，子宫内膜长期缺乏孕激素的保护，易发生子宫内膜增生，甚至子宫内膜癌。由于代谢紊乱，约 50% 多囊卵巢综合征患者伴有肥胖，而肥胖是子宫内膜癌的独立危险因素，且肥胖患者多伴有糖脂代谢异常，导致胰岛素抵抗、糖尿病、高血压的发生发展，这些代谢障碍影响子宫内膜，易发展为子宫内膜癌。因此，与 "瘦" 的多囊卵巢综合征相比，"胖"多囊卵巢综合征患者发生子宫内膜癌的风险更高。

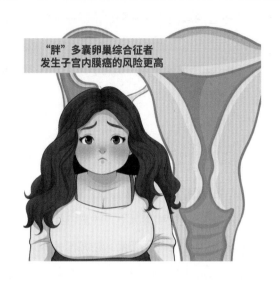

43. 我和朋友患多囊卵巢综合征，她的子宫内膜厚，而我不来月经且子宫内膜薄，应该不会得子宫内膜癌吧？

子宫内膜癌并非以内膜厚薄确定，需要内膜组织检查以明确诊断。

子宫内膜厚度在月经周期中是动态变化的，月经来潮后子宫内膜薄，然后在雌激素、孕激素的作用下又逐步增厚。正常子宫膜厚度为 7 ~ 14 mm，且回声均匀。子宫内膜癌的患者常伴有异常子宫出血，超声检查通常表现为子宫内膜异常增厚、回声不均匀、宫腔占位、血流信号异常等。这些表现在子宫内膜增生、子宫内膜息肉时也会出现，需要宫腔镜检查和内膜病理检查确诊。

44. 复方口服避孕药里的雌激素会不会导致子宫内膜癌？

复方口服避孕药是雌激素和孕激素的复方制剂，其中雌激素剂量为 20 ～ 30 μg，属于低剂量雌激素；孕激素为高效孕激素，可以有效抑制子宫内膜增生。因此，复方口服避孕药的雌激素不仅不会导致子宫内膜癌，反而可以保护子宫内膜，长期服用，可以预防子宫内膜癌的发生。

45. 多囊卵巢综合征不易怀孕，我已完成生育，为什么医生建议我上曼月乐环呢？

多囊卵巢综合征患者的特征是稀发排卵或不排卵，因此，在偶发排卵情况下，怀孕概率较正常女性偏低，但并不是绝对的，因此即使没有生育要求，也需要避孕。多囊卵巢综合征患者长期不排卵时，子宫内膜仅受到单一雌激素刺激而缺乏孕激素拮抗，引起子宫内膜增生甚至恶

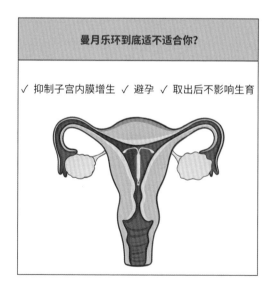

变的风险增加，因此多囊卵巢综合征女性进行长期疾病管理以预防子宫内膜病变十分重要。而含有孕激素的节育环（曼月乐环）对于暂无生育要求

者非常适合，一方面解决避孕问题；另一方面通过孕激素保护子宫内膜、防止癌变，一举两得。

46. 多囊卵巢综合征用曼月乐环可预防子宫内膜癌，可我还想生育，上环影响以后生育吗？

上环不会影响以后生育。

曼月乐环是含有左炔诺孕酮的宫内避孕装置，放置在子宫腔内可在子宫内膜局部持续、稳定释放孕激素以迫使子宫内膜萎缩，抑制子宫内膜过度增生，从而预防子宫内膜病变。曼月乐环和普通节育环一样，是可逆的避孕方式，取出后1～3个月，子宫内膜形态逐渐恢复正常，也就是说取出后就可以恢复生育力。数据显示，停用曼月乐环1年的妊娠率为79.1%～96.4%。因此，上曼月乐环不影响生育力，取出后3个月即可计划妊娠。

第二章

生育篇

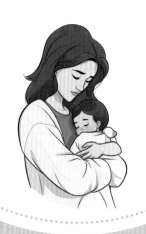

47. 多囊卵巢综合征等于不孕吗？什么是不孕症？

"年轻的已婚不孕妇女，中度肥胖，卵巢较正常的稍大，表面凹凸不平，白色，鸽卵样大小"，这是意大利的内科医生 Vallisneri 在 1721 年第 1 次对多囊卵巢综合征患者的描述，其中，"不孕"是最引人注目的标签。

不孕是指夫妻在没有采用任何避孕措施情况下，有规律性生活至少12 个月末孕。不孕可能是不可逆的，如先天性无子宫、始基子宫，也可能是自然怀孕的可能性下降，处于低生育力状态，经过治疗可以受孕，如多囊卵巢综合征、输卵管阻塞等。

因此，多囊卵巢综合征患者不要听到"不孕"二字就犹如晴天霹雳，六神无主！对多囊卵巢综合征的一知半解导致一些患者从得知自己是多囊卵巢综合征后就开始忧虑，甚至谈"囊"色变。那么多囊卵巢综合征真的就等于不孕吗？其实不然，虽然大多数多囊卵巢综合征患者伴有排卵障碍，但这并非意味着完全没有受孕的机会，一些患者通过改善生活方式，可能恢复排卵而自然妊娠，或者通过促排卵治疗，或者借助辅助生殖技术也是可以成功怀孕的。

48. 多囊卵巢综合征为什么会引起不孕？

妇女成年后（育龄期）每月都有一个卵子发育成熟，排卵后卵子在输卵管内与精子见面，形成受精卵后着床到子宫内膜，完成妊娠的第一步。多囊卵巢综合征引起的不孕主要与以下因素有关：①卵子发育不成熟：多囊卵巢综合征的高雄激素血症、高黄体生成素、胰岛素抵抗干扰卵泡发育，使得卵泡发育不成熟，引起排卵障碍，从而导致不孕；②卵巢白膜过厚：多囊卵巢综合征患者由于长期排卵障碍，卵巢外衣（白膜）更加厚而致密，即使偶有卵子发育成熟也不能排出；③胚胎发育和子宫内膜发育不同步：子宫内膜是胚胎着床的土壤，分为增生期和分泌期两个阶段，仅分泌期的内膜厚而松软，含有丰富的营养物质，适合胚胎着床发育，而多囊卵巢综合征患者的子宫内膜常常呈增生期改变，无分泌期变化，因此，不利于胚胎着床。

总之，多囊卵巢综合征引起的不孕首先主要与排卵障碍有关；其次可能与胚胎发育和子宫内膜发育不同步有关。

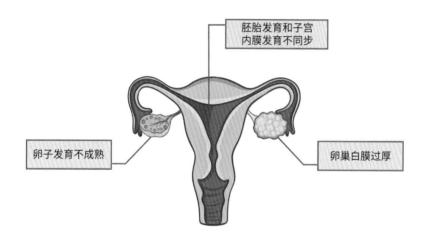

49. 患有多囊卵巢综合征一直怀不上，老公要检查吗？

当然需要。

怀孕需要夫妻双方共同完成。不孕不育的病因中，女性因素占50%左右，男性因素占40%左右，另外10%为不明原因不孕，因此，无论女方是否患有多囊卵巢综合征，男方都应进行精液分析排查是否有精液异常，同时还要排除性功能障碍、射精障碍等，最后医生依据情况制定相应的不孕症治疗方案。

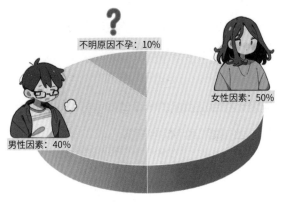

不孕不育原因占比

50. 多囊卵巢综合征患者促排卵治疗后也没有怀孕，要查输卵管吗？

是的。

不孕症的原因很复杂，诊疗过程就是病因的发现过程。对于多囊卵巢综合征患者而言，虽然排卵障碍是最常见的不孕原因，但也不排除同时伴有输卵管阻塞。在我国，输卵管因素在不孕原因的占比为 25% ~ 35%，是女性不孕的主要原因之一。因此，多囊卵巢综合征患者进行促排卵治疗 3 ~ 6 个周期后仍然未孕，建议检查输卵管通畅度以寻找原因。输卵管造影可以采取碘油造影或超声造影，通过造影可以确定输卵管是否阻塞及阻塞的部位，为后续的治疗提供依据。此外，子宫输卵管造影术还可以畅通轻微堵塞的输卵管，起到一定治疗作用，增加自然妊娠的可能性。

如果多囊卵巢综合征患者本身具有输卵管阻塞的高危因素，如急慢性盆腔炎病史、盆腔手术或盆腔脓肿手术史，应在促排卵治疗前进行输卵管造影，及早发现和诊断输卵管问题。多囊卵巢综合征不孕患者如果合并输卵管病变，建议采取辅助生殖技术治疗。

51. 多囊卵巢综合征患者刚开始备孕，孕前保健有必要吗？

当然有必要。

孕前保健是通过健康教育、健康检查、风险评估和优生指导，改善育龄夫妻健康状况，预防出生缺陷。多囊卵巢综合征是育龄期女性最常见的内分泌代谢疾病，临床上常表现为月经紊乱、高雄、超重／肥胖、糖脂代谢紊乱等，这些异常不仅导致患者发生不孕及自然流产的风险升高，而且增加患者妊娠期并发症和子代发生相关疾病的风险。因此，多囊卵巢综合征患者属于孕前保健的重点关注人群。

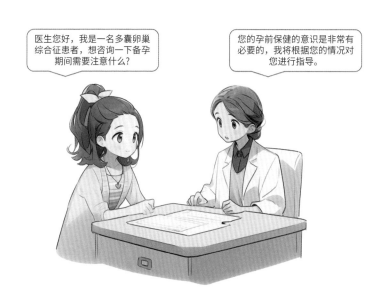

52. 多囊卵巢综合征患者该如何备孕？

多囊卵巢综合征患者应在备孕前进行孕前咨询，评估是否伴有内分泌代谢异常，进行生活方式调整及基础治疗。

多囊卵巢综合征患者孕前的生活方式调节非常重要，主要包括：①饮食调节：综合患者体重、机体代谢率、活动量等因素，制定饮食方案，改变不良的饮食习惯；建议食用低升糖指数食物，多食不饱和脂肪酸，同时也要摄入丰富的维生素、矿物质及膳食纤维。②合理运动：建议中等强度运动至少150分钟／周，或高强度运动至少75分钟／周。③夫妻生活和谐，不抽烟、喝酒，规律作息，不熬夜。

53. 多囊卵巢综合征患者如何提高妊娠率？

多囊卵巢综合征是一种内分泌代谢疾病，因此，提高妊娠率需要进行生理和心理的全面调控。

首先，纠正内分泌代谢异常。高雄激素血症是多囊卵巢综合征最重要的病理生理特点，胰岛素抵抗又是多囊卵巢综合征发生发展的中心环节，与肥胖和排卵障碍密切相关，因此，纠正高雄和胰岛素抵抗后，可以提高妊娠率。其次，健康规律的生活方式是提高妊娠率的"杀手锏"，多囊卵巢综合征并非绝对不孕，放松心情，调整心态是成功妊娠的关键！

54. 有生育需求的多囊卵巢综合征患者该如何治疗？

对于有生育需求的多囊卵巢综合征患者，首先是通过健康生活方式、心理因素调整，将身体机能调整在一个利于怀孕的状态。有氧运动、饮食调节联合服用二甲双胍，改善肥胖／超重、胰岛素抵抗者的代谢紊乱，减重 5% ～ 10% 后可能恢复排卵。有高雄激素症状的多囊卵巢综合征患者服用 3 ～ 6 个月复方口服避孕药，停药后可以恢复排卵、自然妊娠；若仍无排卵，可在医生的指导下服用促排卵药物诱导排卵；如果诱导排卵助孕失败，可以考虑通过试管婴儿助孕。

对于有不孕病史的多囊卵巢综合征患者，首先是排除男方、输卵管、子宫等不孕因素，再结合其他不孕因素进行促排卵或辅助生殖技术治疗。

55. 调整心态对多囊卵巢综合征患者生育重要吗？

是的，平和的心态对生育非常重要。

在夫妻双方生殖功能都正常的情况下，"急于求子"的不良心态会影响生育。部分多囊卵巢综合征患者长期月经紊乱，担心不能生育，长期处于焦虑、抑郁等不良心理状态，焦虑和抑郁会加剧激素分泌异常导致排卵障碍，免疫功能异常影响成功受孕，造成"越想怀孕越难怀孕"的困境。因此，多囊卵巢综合征患者积极调整好心态，积极配合医生进行治疗，对成功生育十分重要。

56. 运动对多囊卵巢综合征患者生育有用吗？

运动是多囊卵巢综合征恢复生育力重要的组成部分。

30% ～ 50% 的多囊卵巢综合征患者有肥胖、糖脂代谢异常，加剧内分泌紊乱和排卵障碍，而运动结合饮食调整有改善糖代谢紊乱和提高机体免疫力等益处。长期合理的运动，加以饮食控制，可促进减重。如果体重减轻 5% ～ 10%，就能在有效提高妊娠率的同时，降低流产、妊娠期糖尿病和妊娠期高血压等不良妊娠结局的发生。此外，运动还会增进心肺的适应性，减少心血管疾病危险因素，增强自我有效感和舒适感。

57. 我要怀孕，为什么医生让我先减肥？

多囊卵巢综合征患者中，大部分女性存在肥胖或超重。肥胖对于多囊卵巢综合征患者而言，不只是"外形不好看"，还会带来健康问题，如高血糖、高胰岛素、高血脂等代谢异常，进而影响卵巢和子宫内膜功能，导致不容易怀孕，妊娠后易发生流产、妊娠期高血压、妊娠期糖尿病、早产等妊娠期并发症。因此，针对"胖"多囊卵巢综合征患者，合理饮食和运动减重非常重要。减重不仅可以提高卵泡质量，还可以改善子宫内膜的容受性，利于胚胎着床生长，减少妊娠期并发症，改善妊娠结局。据报道，体重减少 5% ～ 10% 后，部分患者可以恢复排卵而自然受孕。

58. 多囊卵巢综合征患者准备怀孕，为什么医生建议先吃避孕药？

多囊卵巢综合征本身具有雄激素水平升高和内分泌激素紊乱特征，在有生育需求的多囊卵巢综合征孕前评估提示存在雄激素增高、高黄体生成素、胰岛素抵抗等情况下，需要先纠正以上内分泌代谢紊乱。复方口服避孕药是最佳选择，不仅可以调节月经、降低雄激素水平，还可以改善卵子质量和子宫内膜环境。部分患者在服用一段时间后，短期内可以恢复排卵，有自然受孕的机会。所以对于多囊卵巢综合征患者而言，想要怀孕，还是要把身体基础调整好，才能取得事半功倍的效果，正如"磨刀不误砍柴工"。

59. 多囊卵巢综合征可以通过手术治疗吗？

多囊卵巢综合征是全身性的内分泌代谢疾病，并不仅仅是卵巢局部的疾病，即使卵巢存在多囊样的改变，也并非像卵巢肿瘤一样切除后就消失了，因此手术并不能解决多囊卵巢综合征的根本问题。

多年不孕、经历了反复药物促排卵治疗仍然没有怀孕、考虑存在输卵管粘连或者因其他疾病（如卵巢囊肿）需要做腹腔镜手术的患者，可以接受手术治疗。术中进行卵巢打孔术，也就是在卵巢上"钻孔"，帮助卵巢正常排卵，增加怀孕概率。但是手术毕竟有风险，术后可能依然存在不能排卵、术后盆腔发生粘连、术后卵巢功能下降等情况。因此，针对没有怀孕计划的多囊卵巢综合征女性，不推荐进行手术治疗。

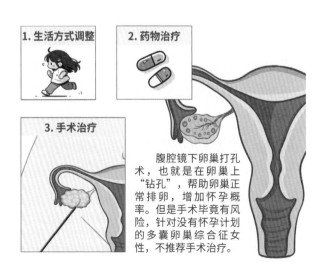

1. 生活方式调整
2. 药物治疗
3. 手术治疗

腹腔镜下卵巢打孔术，也就是在卵巢上"钻孔"，帮助卵巢正常排卵，增加怀孕概率。但是手术毕竟有风险，针对没有怀孕计划的多囊卵巢综合征女性，不推荐手术治疗。

60. 纠正多囊卵巢综合征患者代谢异常对生育有用吗？

有 30% ~ 50% 的多囊卵巢综合征患者伴有肥胖、胰岛素抵抗，存在糖脂代谢紊乱等问题，这些代谢异常不仅影响卵巢卵泡发育、排卵，以及卵子质量，还改变子宫内膜环境，影响胚胎着床和发育。因此，有代谢异常的多囊卵巢综合征患者，不仅不易怀孕，自然流产和妊娠期糖尿病等不良妊娠结局风险也明显增高。

针对这些有代谢异常的多囊卵巢综合征患者，首要的是控制饮食、合理运动达到减重、控制体脂率的目的，同时服用胰岛素增敏剂二甲双胍，改善代谢紊乱，进而改善卵巢排卵功能和子宫内膜容受性，以达到利于生育的目的。

61. 怀孕了，还需要继续吃二甲双胍吗？对孩子有影响吗？

怀孕后，不建议继续吃二甲双胍。

二甲双胍是胰岛素增敏剂，在多囊卵巢综合征患者中用于增加胰岛素的敏感性，改善代谢紊乱、肥胖。二甲双胍药物能够通过胎盘，其对胎儿的发育和出生后的长期影响还缺乏足够的证据，因此，孕期是否服用二甲双胍还存在争议。尽管目前国外推荐二甲双胍可用于妊娠期糖尿病患者，但在我国，不推荐孕期服用二甲双胍，如血糖升高，可在医生指导下使用胰岛素治疗。有的多囊卵巢综合征患者在孕前和怀孕早期服用了二甲双胍，也不必过于担心，目前尚无证据表明孕早期服用二甲双胍会对出生后的宝宝产生不良结局。

62. 妊娠期间口服二甲双胍有胃肠反应，可以改用肌醇吗？

妊娠期间不建议使用肌醇。

肌醇是人体不可或缺的元素之一，人体可自身合成或者外源补充。虽然目前有研究表明，肌醇可以降低血脂、血糖，增加胰岛素敏感性、降低体重指数等作用，但关于肌醇的研究样本量小，而且纳入的人群有限，同时我国肌醇药物的说明书并没有指出有降低血糖或改善胰岛素抵抗的作用，因此，妊娠期使用肌醇属于超说明书用药，其疗效及安全性还需要更多的医学证据来评估。妊娠期间服用二甲双胍有胃肠反应的患者应该在医生指导下选择是否停药。

63. 多囊卵巢综合征患者可以恢复自然排卵吗？

多囊卵巢综合征患者是有可能恢复正常排卵的。

多囊卵巢综合征的排卵障碍与高雄激素等激素紊乱、肥胖、胰岛素抵抗等代谢紊乱有关。使用复方口服避孕药进行抗雄激素治疗 3 ～ 6 个月后，部分女性停药后可自行恢复排卵，有机会自然怀孕。针对代谢紊乱的肥胖人群，通过运动、饮食调节，辅以二甲双胍治疗，体重下降 5% ～ 10% 后，部分患者也可恢复排卵、月经规律、增加自然受孕的机会。如果同时存在雄激素水平升高和代谢异常，可以采用上述两种方式进行治疗，待激素和代谢紊乱纠正后，恢复排卵的概率就会增加。

如果以上指标恢复正常后，还不能恢复排卵功能，需要在医生指导下，进行促排卵治疗。

64. 什么是促排卵，会有副作用吗？

促排卵，医学术语为诱导排卵，顾名思义，是促进卵泡发育和排卵的意思。多囊卵巢综合征女性往往存在排卵障碍，因此促排卵是不排卵的多囊卵巢综合征女性准备怀孕时常见的治疗方法。通过口服促排卵药物和（或）注射针剂等方法，超声监测卵泡，密切观察卵泡发育和子宫内膜生长情况，并在医生指导下选择同房时间，以达到怀孕的目的。但是，如果药物使用不当，可能出现卵巢过度刺激综合征、多胎妊娠等副作用。

65. 为什么我和其他患者的促排卵药物不同？

常用于多囊卵巢综合征的口服促排卵药物为克罗米芬（枸橼酸氯米芬）和来曲唑。克罗米芬是经典的促排卵药物，通过竞争雌激素受体，促进促卵泡生成素和促黄体生成素分泌，进而促进卵泡发育。

来曲唑是第三代芳香化酶抑制剂，通过拮抗雌激素合成，诱发垂体激素分泌，促进卵泡发育。因其没有抗雌激素作用，不影响子宫内膜的容受性，提高卵巢反应不良患者对促排卵药物的敏感性，因此疗效优于克罗米芬。

由此可见，口服的克罗米芬和来曲唑均是多囊卵巢综合征促排卵的首选药物，医生会根据患者病情、药物可获得性及既往促排卵情况进行选择。

66. 多囊卵巢综合征患者诱导排卵前该如何准备？

多囊卵巢综合征患者诱导排卵前需要经专科医生评估后才可以开始：①要排除是否合并不宜妊娠的疾病，如严重的心脏病、传染病、精神疾病或遗传病等；②需要排除其他导致不孕的原因，如男方精液异常、女方输卵管阻塞、子宫畸形等；③需要评估及了解高雄及代谢异常情况，可在诱导排卵前通过生活方式干预、药物进行调节。经过上述准备，同时口服叶酸，再开始诱导排卵，这样不仅排卵率增加，排卵后妊娠率也有所提高，更重要的是妊娠后流产、早产、妊娠期糖尿病及妊娠期高血压病等风险也会相应降低，有利于母婴的健康。

67. 多囊卵巢综合征患者促排卵治疗后还是不见卵泡发育怎么办？

多囊卵巢综合征患者应用促排卵治疗后，需要B超监测卵泡发育情况。不同多囊卵巢综合征患者对促排卵药物反应是不一样的，在常规剂量下，有的患者卵泡不能发育成熟或排出，常见原因有：①诱导排卵前的预处理不充分，如肥胖和（或）腹型肥胖、高雄、糖脂代谢异常及胰岛素抵抗等，上述情况得以纠正后再促排有利于改善促排卵的效果；②患者对药物敏感性较低，或促排卵药物剂量不足，可调整加大药物剂量；③排卵监测方法或监测时机不适合，并非卵泡未发育。

68. 多囊卵巢综合征患者进行促排卵治疗有危险吗？

促排卵治疗的最主要风险是卵巢过度刺激综合征和多胎妊娠。多囊卵巢综合征患者促排卵治疗包括诱导排卵（用于自然受孕或人工授精技术）和控制性卵巢刺激（用于试管婴儿技术）。诱导排卵大多选用口服促排卵药物，如来曲唑、克罗米芬，必要时联合促性腺激素促进单个卵泡发育成熟。有经验的专科医生会通过预处理，选择适宜的药物和剂量，密切监测与调整、控制发育卵泡数目、取消周期等方式，避免多个卵泡发育，将卵巢过度刺激综合征和多胎妊娠风险控制在较低的范围内，以保障"准妈妈"的安全。

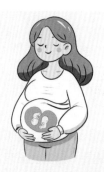

1.多胎妊娠

多胎妊娠者围产期并发症较单胎妊娠明显增高，需配合医生通过预处理，选择适宜的药物和剂量，然后通过密切的监测与调整、控制发育卵泡数目、取消周期等方式，避免多个卵泡发育。

促排卵治疗有哪些风险？

2.卵巢过度刺激综合征

促排卵药物使过多卵泡发育，出现血液浓缩、胸腔积液、腹腔积液，表现为腹胀、腹痛、体重及腹围迅速增加、恶心、呕吐、口渴、尿少，甚至呼吸困难等症状，需要及时就诊处理。

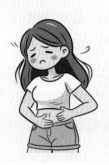

69. 什么是卵巢过度刺激综合征，为什么医生说我容易过激？

卵巢过度刺激综合征 (ovarian hyperstimulation syndrome, OHSS) 是与辅助生殖技术促排卵相关的一种少见但严重的并发症，主要病因是促排卵药物使过多卵泡发育，导致体内产生过多的雌激素、血管生成素，从而血管通透性增加，体液向第三间隙集聚，出现血液浓缩、胸腔积液、腹腔积液，表现为腹胀、腹痛、体重及腹围迅速增加、恶心、呕吐、口渴、尿少，甚至呼吸困难等症状，需要及时就诊处理。

多囊卵巢综合征是发生 OHSS 的高危人群，由于多囊卵巢综合征本身的激素紊乱及过多的小卵泡等特点，容易对促排卵药物发生"爆炸式"的过度反应。因此医生评估后会选择适宜的促排卵方案和药量，密切监测，防止 OHSS 发生。

70. 多囊卵巢综合征患者促排卵期间需要注意什么？

首先是严格按照医嘱用药，根据要求进行 B 超监测卵泡，关注身体反应，及时向医生反映不良反应，不能自行更改药物剂量或停药。其次是调整生活方式，均衡饮食，摄入富含蛋白质和维生素的食物，适当活动，如散步、爬山等，避免剧烈运动和过度劳累，保证充足的睡眠。另外，保持良好积极的心态，避免过度紧张与焦虑。

71. 促排卵后一定能怀孕吗？

促排卵后不一定就能够怀孕。

通过促排卵药物促进卵泡发育成熟和排卵可增加怀孕的概率，这一过程是模拟正常女性的排卵功能，但是有排卵不一定就能怀孕。正常夫妻每月的受孕概率为 15% ～ 20%，这是因为怀孕不仅需要有成熟卵泡排出，还需要质量好的卵子和精子能够在输卵管内相遇并结合形成受精卵，随后输卵管蠕动，将受精卵输送至子宫腔内并顺利种植在子宫内膜上，经过以上精密调节下才能成功怀孕，任一环节的不协调或功能异常都会导致妊娠失败，正所谓"差之毫厘，失之千里"。

72. 促排卵会影响卵巢功能吗？

不会。

促排卵药物是否会因促使更多卵泡发育长大而加速了卵巢衰老的进程，这是大家最担心的。其实，能够对促排卵药物有反应的卵泡是卵巢内已经进入生长卵泡池，并且发育长大到直径约 4 mm 以上的窦卵泡，而作为真正体现卵巢储备的始基卵泡（直径 0.03～0.06 mm）对促排卵药物是没有反应的。因此，适宜的促排卵不会影响卵巢的储备功能。但是，如果药物使用不当，如剂量不规范、频繁促排卵或对卵巢储备功能已经衰退的患者促排卵，则可能损害卵巢功能。促排卵务必在正规医院的专科医生指导下进行，同时还要严格遵守医嘱。

73. 患多囊卵巢综合征好多年，想直接做试管可以吗？

多囊卵巢综合征患者妊娠困难的主要原因是排卵障碍，因此，并非一定要通过试管婴儿才能怀孕，且做试管婴儿也需要有适应证。国内外指南建议，多囊卵巢综合征不孕患者的基础治疗为生活方式干预，包括合理运动、饮食控制和行为干预等多元化策略。在患者体重减轻 5%～10% 后，患者排卵、月经周期、胰岛素抵抗均可得到改善。在排除男方、输卵管等其他不孕因素后，可予以诱导排卵治疗，一线治疗药物为来曲唑或克罗米芬，二线治疗是应用促性腺激素或腹腔镜卵巢打孔术，而试管婴儿仅仅作为三线方案。

74. 多囊卵巢综合征不孕患者什么情况下需要做试管婴儿？

多囊卵巢综合征不孕患者如果合并如输卵管因素、男方因素、子宫内膜异位症、高龄等其他不孕因素可进行试管婴儿助孕，如果没有以上情况，在进行促排卵治疗失败后，也可选择试管婴儿助孕。

75. 多囊卵巢综合征患者需不需要做第三代试管婴儿？

第三代试管婴儿在医学上称为胚胎植入前遗传学检测。第三代试管婴儿分为胚胎植入前非整倍体遗传学检测、胚胎植入前单基因遗传学检测和胚胎植入前染色体结构重排检测，第三代试管婴儿并非自我选择，而是要有医学指征的，适应证主要为染色体异常、单基因遗传病、具有遗传易感性的严重疾病、高龄、复发性流产等人群。因此，多囊卵巢综合征患者无合并上述情况者无须行第三代试管婴儿。

76. 多囊卵巢综合征患者出现黄体功能不全该如何应对?

多囊卵巢综合征的内分泌异常会干扰卵泡的正常发育,出现不排卵、稀发排卵或小卵泡排卵的情况,导致卵泡发育欠佳,排卵后的黄体细胞形成障碍,容易出现黄体功能不全。

那出现了黄体功能不全该怎么办呢?俗话说,"缺什么补什么",黄体功能不全的表现就是孕酮水平低,通常以血清孕酮 < 10 ng/mL 为标准(因孕酮水平在 24 小时内波动幅度较大,具体诊断标准目前尚有争议)。如果查血清孕酮 ≤ 10 ng/mL,或者月经周期缩短(黄体期缩短),或者月经期延长、出现经期淋漓不尽等表现,考虑存在黄体功能不全,可以额外补充孕酮。如果有生育需求,建议补充天然或接近天然的孕激素,如黄体酮胶囊、地屈孕酮等,补充量以黄体酮 200 ~ 300 mg/d 或地屈孕酮 10 ~ 20 mg/d 为宜,自排卵日开始口服 14 天,如果怀孕就继续口服孕酮至孕 10 周左右停药;如果没怀孕,14 天后就可以停药,停药后等待下次月经来潮。

77. 多囊卵巢综合征患者为什么流产风险会增加?该如何预防?

在临床上,多囊卵巢综合征患者无论是自然怀孕,还是促排卵后妊娠,流产的风险均增加,流产风险是非多囊卵巢综合征人群的 2.87 倍。

多囊卵巢综合征患者伴有内分泌紊乱和代谢紊乱(如胰岛素抵抗),不仅影响卵泡发育和卵子质量,同时也影响子宫内膜容受性,影响胚胎发育。患者妊娠早期容易出现胚胎停育、生化妊娠，发生反复胚胎停育的占40.7%；妊娠中晚期容易出现高血压、妊娠期糖尿病、胎儿宫内缺氧等妊娠合并症。

因此，多囊卵巢综合征患者应做好孕前检查，注意合理饮食，适当运动、减重、纠正胰岛素抵抗等代谢紊乱。怀孕后需要加强黄体支持，预防妊娠早期流产。

78. 多囊卵巢综合征患者容易早产，是真的吗？

是的。

多囊卵巢综合征尤其"胖"的多囊卵巢综合征患者往往合并内分泌代谢紊乱，威胁母婴健康。多囊卵巢综合征患者合并妊娠期糖尿病的风险是普通孕妇的2.8～3.7倍，发生妊娠期高血压的风险也是普通孕妇的2～3倍。这些妊娠合并症不仅影响胎儿发育，还会因为高血压、胎儿发育迟缓、胎儿窘迫等情况提前终止妊娠，导致早产发生率增加。

79. 如何预防多囊卵巢综合征妊娠不良结局的发生？

多囊卵巢综合征患者孕前常常合并内分泌代谢异常。怀孕后，随着体重的增加，往往会加重代谢的异常，且多囊卵巢综合征患者发生胎盘浅着床概率增加，血栓倾向高，发生妊娠期高血压、糖尿病、羊水过少或过多、胎盘梗死、胎盘早剥、产前出血、胎儿宫内窘迫、巨大儿、低体重儿、早产、新生儿窒息、产后出血等概率也均增高。

预防母婴并发症，要做到以下几点：①做好孕前咨询，注意合理饮食，减脂增肌，保持适宜体重，纠正胰岛素抵抗等代谢紊乱。②孕期注意定期产检，优化饮食结构及适度运动，控制体重增长；密切监测血糖和血压及胎儿生长情况，做到以预防为主，早发现早治疗，减少妊娠期高血压、糖尿病的发生。③加强产时及产后监护，预防产前及产后出血，监测产程中血压和血糖的情况，放宽剖宫产的指征，必要时及时剖宫产结束分娩。

80. 什么是宫颈机能不全，多囊卵巢综合征为什么会导致其发生风险增加？

宫颈机能不全又叫子宫颈内口闭锁不全、子宫颈口松弛症。宫颈机能不全患者的宫颈含纤维组织、弹性纤维及平滑肌等均较少，或由于宫颈内口纤维组织断裂，峡部括约肌能力降低，使宫颈呈病理性扩张和松弛。

多囊卵巢综合征本身和宫颈机能不全没有直接的因果关系，但多囊卵巢综合征合并肥胖者，孕中晚期容易发生妊娠期糖尿病，宫内的长期高血糖环境会导致胎儿营养过剩、脂肪堆积，出现肥胖的巨大儿、羊水过多等。这些都会加重宫颈的负担，导致宫颈机能不全风险增加，孕晚期出现宫颈管的进行性缩短、扩张，甚至羊膜囊突出、产前出血等，从而导致不可避免的早产。所以，多囊卵巢综合征孕妇在孕中晚期做好日常检查、孕期保健的同时，也要密切注意宫颈管长度的变化，当宫颈管长度＜2.5 cm 时，需要进行预防性的宫颈环扎，避免晚期流产、早产的发生。

宫颈机能不全

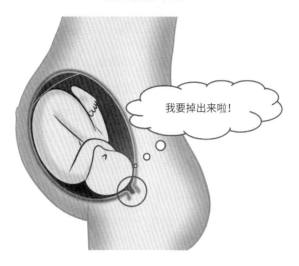

我要掉出来啦!

81. 医生说多囊卵巢综合征怀孕前和怀孕后需要做糖氏筛查,有必要吗?

　　糖氏筛查是观察胰腺分泌胰岛素调节血糖的能力,为提早发现糖代谢异常提供帮助。最新国际指南建议,在备孕前、孕早期和孕 24～28 周,应对多囊卵巢综合征患者进行糖氏筛查,如果孕前没有检查,孕期应及早进行。这些建议是基于多囊卵巢综合征合并胰岛素抵抗、糖耐量异常、2型糖尿病的比例高,尤其是肥胖患者而言的。无论体重指数是否超标,都应该进行糖氏筛查以进行评估,及早发现问题,及早干预。妊娠后,多囊卵巢综合征孕妇发生妊娠期糖尿病、妊娠期高血压等风险也会增加。因此,早期诊断(如糖氏筛查)和早期治疗至关重要,可以更好地保护孕妇和宝宝的健康。

82. 医生让我注意妊娠期间血压和血糖的变化，为什么呢？

在妊娠期，胎盘可以分泌雌激素、孕激素、泌乳素等激素，这些激素能加重胰岛素抵抗；部分患者体内存在偏高的雄激素，也会加重胰岛素抵抗。因此，在多种因素的叠加下，多囊卵巢综合征孕妇更易发生妊娠期糖尿病。血糖升高对孕妇和胎儿发育都会产生非常不良的影响。同时，多囊卵巢综合征妊娠期高血压疾病发生率是非多囊卵巢综合征的1.75倍。因此，有必要密切监测血压和血糖的变化，血压监测从备孕开始贯穿整个孕期，一旦出现高血压，应积极诊治，避免严重并发症的发生。

83. 多囊卵巢综合征患者怀孕后还需要减肥吗？

减肥，是大多数肥胖多囊卵巢综合征患者面临的问题。但是，孕妇是不能减肥的，而是要在孕期做好体重管理。

对于多囊卵巢综合征孕妇来说，妊娠期间体重的过度增加不仅会提高妊娠期糖尿病、妊娠期高血压、巨大儿的风险，也会增加妊娠合并心脏病、肝病等可能，造成不良妊娠结局。因此，肥胖的多囊卵巢综合征患者不仅要在孕前控制好体重，更需要在孕期控制体重增加的速度。

84. 多囊卵巢综合征患者怀孕后如何管理体重，增重多少合适？

无论是正常体重、超重，抑或是肥胖，大部分多囊卵巢综合征患者都存在代谢问题，怀孕后也容易发生自然流产、妊娠期糖尿病等并发症，因此，体重管理对于多囊卵巢综合征孕妇而言，极为重要。

以下为根据我国不同孕前 BMI 类别推荐的妊娠期增重范围。

孕前 BMI 类别	总体重增加（kg）
体重不足（<18.5 kg/m²）	12.5 ~ 18.0
正常（18.5 ~ 24.9 kg/m²）	11.5 ~ 16.0
超重（25.0 ~ 29.9 kg/m²）	7.0 ~ 11.5
肥胖（≥30 kg/m²）	5.0 ~ 9.0

85. 孕期还需要继续监测雄激素吗？会影响胎儿健康吗？

需要继续监测，会影响胎儿健康。

高雄激素与多囊卵巢综合征孕妇发生流产相关，尤其是早期流产的发生风险较高。孕期如果雄激素过高，会对胎儿的生长发育不利，影响胎儿的体重，导致胎儿发育迟缓。同时也会影响胎儿的生殖系统发育，胎儿会出现生殖器官发育畸形的情况。因此，对于多囊卵巢综合征孕妇来说，雄激素的监测仍是有必要的，可及时采取应对措施，以避免出现不良妊娠结局。

86. 多囊卵巢综合征会遗传吗？生育后多囊卵巢综合征还需要治疗吗？

多囊卵巢综合征病因不明，但有明显的家族聚集性和遗传因素，也就是说家族中有多囊卵巢综合征的患者，家族中其他女性成员和子代患多囊卵巢综合征的可能性会比较大。

部分患者存在误区，认为生育后多囊卵巢综合征就治愈了，可以置之不理了，这是不对的。多囊卵巢综合征是一种慢性疾病，近期表现有痤疮、多毛、月经不调、不孕等，远期会导致糖尿病、心血管疾病、肿瘤等风险增加，因此，多囊卵巢综合征需要长期管理，产后同样需要积极治疗，尤其是存在月经不规则或者高雄症状者。

87. 多囊卵巢综合征患者如何产后管理，该注意什么？

多囊卵巢综合征患者产后要坚持母乳喂养，注意饮食，控制体重，调节心情，保持乐观积极的心态，多和家人、外界沟通交流。哺乳期间注意避孕，最好采用避孕套避孕，停止哺乳后，如果月经紊乱，建议到妇科内分泌门诊调节月经。对于有妊娠期高血压、妊娠期糖尿病等患者，要注意定期监测血压、血糖，积极预防疾病的发生。

88. 听说多囊卵巢综合征患者产后抑郁症风险高，我们该如何做？

的确，和其他孕妈妈相比，多囊卵巢综合征女性生完宝宝后患抑郁症的风险增多。原因有两个：第一，多囊卵巢综合征女性因为长期的月经紊乱、高雄激素症状、超重／肥胖、反复就诊等多重因素，可能在孕前即存在抑郁情绪；第二，跟其他女性类似，生育后对宝宝健康的强烈关注、养育宝宝的辛苦，以及怀孕期间与生完宝宝后家人关怀程度的变化，这些问题易导致产妇的焦虑、抑郁情绪。因此,家人应当更加关心并重视多囊卵巢综合征患者产后心理状态,和谐的家庭氛围有利于减轻她们的压力,帮助她们尽快适应角色,维持健康的心理状态。家属应及时发现产妇的情绪低落、反应变慢、悲观消极等情况,而非认为其"矫情",并尽早寻求心理医生的帮助。在产后随访中,医生也应多关注多囊卵巢综合征患者的心理状况。

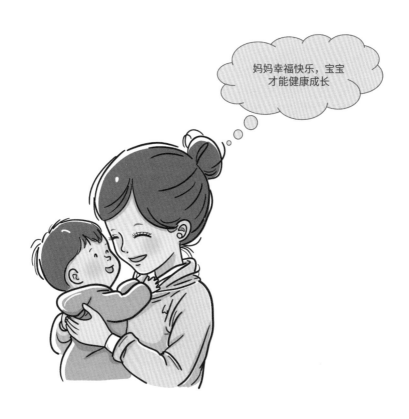

妈妈幸福快乐,宝宝
才能健康成长

第三章

高雄篇

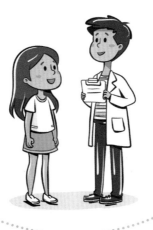

89. 女性体内雄激素是从哪里来的?

女性雄激素来源于卵巢和肾上腺。雄激素是性激素中的一种,无论男性或者女性,体内都有雄激素,但是女性的雄激素保持在一定水平,任何原因引起体内雄激素水平异常增高时,均称为高雄激素血症。雄激素包括硫酸脱氢表雄酮、脱氢表雄酮、雄烯二酮、睾酮、双氢睾酮等,生理情况下,卵巢和肾上腺各产生 25% 的睾酮,脱氢表雄酮和硫酸脱氢表雄酮主要来自肾上腺,雄烯二酮是睾酮的前体。不同类型的雄激素活性和代谢都不同。

90. 医生说我是多囊卵巢综合征,要给我查雄激素,要查哪几项呢?

高雄激素血症(女性体内雄激素水平升高)是多囊卵巢综合征的核心要素,一般通过临床表现(多毛、痤疮、脱发)和(或)血液检查检测雄激素升高的程度可判断。检测雄激素指标包括总睾酮、游离睾酮指数、脱氢表雄酮、硫酸脱氢表雄酮、雄烯二酮,但由于目前雄激素检测方法的有限,高雄激素血症的诊断主要依靠高雄激素的临床表现进行判断,只有对于轻微或者无高雄激素临床表现的多囊卵巢综合征女性才需要进一步评估生化高雄激素血症。检查方法首推总睾酮和游离睾酮指数,如果这些结果均正常,在有条件的机构,可以检查脱氢表雄酮、硫酸脱氢表雄酮和雄烯二酮以综合诊断。

91. 为什么医生说高雄是多囊卵巢综合征发病的核心要素?

多囊卵巢综合征的基本特征是不排卵和高雄激素。正常情况下，女性体内雄激素维持在一定水平，当雄激素合成或者代谢异常后，会出现雄激素水平升高。由于垂体黄体生成素（luteinizing hormone，LH）水平异常升高，促使卵巢中的卵泡膜细胞合成和分泌雄激素增多，而高雄激素和高胰岛素可以抑制肝脏产生性激素结合球蛋白，使得血中游离睾酮水平增加，进一步加剧高雄激素血症。此外，一些影响雄激素生物合成和调节相关的基因表达异常，也会导致雄激素水平升高。

高雄激素除引起多毛、痤疮等高雄症状外，还抑制卵泡发育，导致不排卵，并且影响机体的糖脂代谢，增加远期并发症的风险，因此，高雄激素血症是多囊卵巢综合征发病的核心要素。

92. 医生说我有高雄，那我是不是男性?

男女性别是由性染色体决定的，人类一共有23对（46条）染色体，其中，22对是男女都有的，称为常染色体；另外一对决定性别，称为性染色体，男性染色体是46，XY，女性染色体是46，XX。

女性体内雄激素过高可有痤疮、多毛、脱发等男性化表现，但是染色体是不会变化的，性别依旧是女性。而且，通过降低雄激素治疗，高雄激素相关的男性化症状可以得到改善。所以，尽管多囊卵巢综合征患者有男性化的表现，但因染色体不会变化，所以性别依然是女性。

93. 引起女性雄激素水平升高的主要原因有哪些?

女性高雄激素血症的病因比较复杂。女性雄激素来自卵巢和肾上腺,可根据雄激素来源判断升高原因:①卵巢来源:多囊卵巢综合征、分泌雄激素的卵巢肿瘤(支持细胞瘤);②肾上腺来源:肾上腺皮质增生症、库欣综合征、肾上腺肿瘤等。90% 的女性高雄激素血症是由多囊卵巢综合征导致。雄激素水平升高时,应检查卵巢和肾上腺 B 超,以及肾上腺疾病相关检查以排除引起雄激素水平升高的其他因素。

94. 女性的雄激素是越低越好吗?

女性的雄激素不是越低越好。雄激素是女性生长发育和生殖代谢过程中非常重要的内分泌激素。雄激素能促进青春期女性的生长发育,使女性体毛(包括阴毛)生长、肌肉增加、提高生育年龄女性的性欲等。在激素合成路径中,雄激素是雌激素的前体,如果女性体内没有雄激素,那么雌激素水平也会降低,可以导致月经异常、体毛脱落、肌肉无力、性欲下降等。

95. 女性雄激素高会有哪些症状?

对于女性来说,正常水平的雄激素可以促进毛发生长、维持性欲和促进机体发育等作用。但是女性雄激素过高,可以出现男性化体征,如多毛、痤疮、脱发等。

(1)多毛:雄激素导致的多毛是指男性样的末端终毛生长过多,可分为上唇、下颌、胸部、上腹部、下腹部、上臂、大腿、上背部、下背部

9 个部位，可使用改良后的 Ferriman-Gallway（mF-G）方法进行毛发量
评分，中国女性评分 ≥ 4 分即可诊断为多毛；或者上唇、下腹部及大腿内
侧这 3 个部位总评分 ≥ 2 分也可以诊断为多毛。

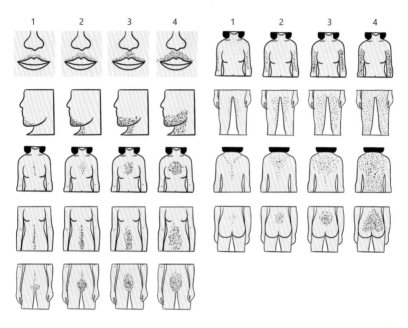

（2）痤疮：按照痤疮的严重程度共分为 3 度 4 级：①轻度（Ⅰ级）：
以粉刺为主，非炎性，数量 < 30 个。②中度：Ⅱ级为炎性丘疹，数量为
30 ～ 50 个；Ⅲ级为出现脓疱，数量为 50 ～ 100 个。③重度（Ⅳ级）：有
结节、囊肿，数量 > 100 个。与高雄激素血症相关的痤疮皮损常常分布于
脸部下 1/3 中部的位置。也可累及颈部、前胸和上背部，部分女性在月经
前期痤疮加重。

（3）脱发：女性与高雄激素血症相关的脱发，病变部位是在头顶部
与发际缘之间，常使用 Ludwig 视觉评分法，共分为 3 级：①Ⅰ级（轻度
脱发）：主要影响头顶冠状区域，前额发际线保留 1 ～ 3 cm 宽；②Ⅱ级（中
度脱发）：头顶冠状区域的头发在Ⅰ级的基础上更为稀疏；③Ⅲ级（重度

脱发）：头顶冠状区域的头发全部脱落。

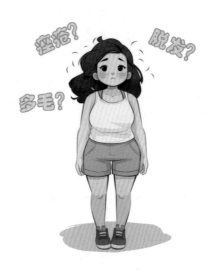

96. 月经紊乱多年，查雄激素不高，不是多囊综合征吧？

不一定，需结合其他检查确诊。

月经紊乱是指月经周期超过 35 天或者小于 21 天，或者月经周期不规律（周期变化超过 7 天，经期超过 7 天），医学上称为异常子宫出血。异常子宫出血的病因复杂，主要包括结构异常和非结构异常两大类，前者包括子宫内膜息肉、子宫腺肌病、子宫肌瘤、子宫内膜增生／恶变等，这些疾病虽然表现为月经紊乱，但是雄激素水平是正常的，通过查体、超声检查、内镜检查及病理检查可确诊；后者包括排卵障碍、血液系统病变、医源性因素、内膜因素及其他因素，其中排卵障碍性异常子宫出血最为常见，多囊卵巢综合征属于排卵障碍，主要表现为：①月经紊乱；②高雄激素引起的多毛、痤疮、脱发等症状；③ B 超下卵巢呈现多囊样改变。符合以上

3 条中的 2 条即可诊断为多囊卵巢综合征。因此，尽管雄激素不高，但是如果符合其他 2 条，也是可以诊断为多囊卵巢综合征的。

97. 我身上有好多小绒毛，是高雄吗？

首先需要了解，我们人体的毛发分为绒毛和终毛。绒毛，学名叫作毳毛，主要是长在面部、躯干等颜色较淡的毛发，毛短而细软；终毛是指头发、眉毛、胡须、腋毛等，一般长于 5 mm，多数色深，是相对比较粗且硬的体毛。从青春期开始，部分毳毛在雄激素的作用下会转变为终毛。

其次女性高雄激素血症导致的多毛，是指男性样的末端终毛在上唇、下颌、胸部、上腹部、下腹部、上臂、大腿、上背部、下背部生长过多或者变粗变硬，若出现这些部位的多毛症状，而且月经不正常，就高度怀疑有多囊卵巢综合征，需要到医院就诊评估。

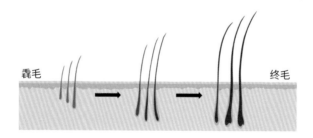

98. 肚脐/乳头周围有两根长毛，这是多囊的高雄吗？

女性多毛是指男性样的末端终毛生长过多，毛发主要分布在身体中线位置，特别是乳晕、脐部周围可见粗而长的终毛。如果伴有月经异常，就要高度怀疑多囊卵巢综合征的可能。如果月经规律，血雄激素水平正常，B超也无多囊样改变，此时的长毛就应该考虑其他因素，如遗传因素、特发性多毛症。因此，几根长毛不能确定有多囊，不必过分担忧。

99. 脸上和背上经常长"痘痘"，是高雄吗？

并不是长"痘痘"就一定是高雄，还要看看有没有其他原因。"痘痘"的学名是痤疮，表现为粉刺、丘疹、脓疱、囊肿、结节，最后可以形成瘢痕，其实是一种毛囊炎，由各种原因导致毛囊口堵塞，形成了毛囊内厌氧环境，痤疮丙酸杆菌就特别喜欢这种环境，于是大量繁殖，并释放出细胞毒素，形成发红刺痛的丘疹样"痘痘"。

长"痘痘"的主要原因包括雄激素导致的皮脂腺过度分泌、皮肤角质增厚导致的毛孔堵塞、细菌（主要是痤疮丙酸杆菌）感染导致的毛囊炎。因此，还需结合其他情况综合判断是不是高雄。

100. 每天掉好多头发，是高雄吗？

掉头发多不一定是雄激素水平升高。人类头皮上约有10万个毛囊，每个毛囊处于周期循环状态，分为生长期、退行期和休止期。一般情况下，头皮90%的毛囊处于生长期，每天头发会生长大约0.3 mm；约1%的头皮毛囊处于退行期，此时毛囊会退缩，头发停止生长；不到10%的毛囊处于休止期，此时头发完全角化，贴近头皮端呈棒状，处于将要从毛囊脱落下来的状态，因此每天会在不同区域自然脱落约100根头发，但头发不会同步脱落，通常会在洗头、梳头、或者睡觉时脱落。正常情况下，每天脱落的头发数量与新生的头发数量保持均衡，不会感觉到头发变少。而高雄激素血症相关的脱发，脱发部位集中在头顶部与发际缘之间，主要影响头顶冠状区域，出现"秃顶"现象，因此掉发多不能确定是否是高雄，需综合判断。

101. 有斑秃，是雄激素高了吗？

其实斑秃的病因仍然无法确定，多数观点认为是自身免疫系统紊乱导致的，与个体的雄激素水平无关。斑秃俗称"鬼剃头"，是突然发生的局限性斑片状脱发，通常出现一个或多个如硬币大小的圆形块状秃发，表面光滑，没有红肿。除了有特征性的脱发症状以外，少数患者还可能合并其他自身免疫性疾病或全身性疾病，如甲状腺疾病、湿疹、系统性红斑狼疮、糖尿病等。无论男性或者女性，在任何年龄阶段都有可能出现斑秃，约 90% 患者在 40 岁之前发病，而且每个人一生中有 2% 的机会出现斑秃。

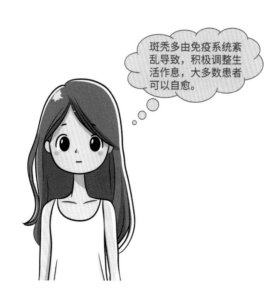

斑秃多由免疫系统紊乱导致，积极调整生活作息，大多数患者可以自愈。

102. 查血雄激素不高，为什么还是会长 "痘痘"、有多毛？

查血雄激素不高，不代表没有高雄。

雄激素主要包括睾酮、雄烯二酮、脱氢表雄酮、硫酸脱氢表雄酮和双氢睾酮，推荐用平衡透析－质谱法检测雄激素，准确率较高。相对于总睾酮，血清游离睾酮指数（总睾酮除以性激素结合蛋白）更能准确反映高雄激素血症，如果检测的总睾酮和游离睾酮水平在正常范围，但患者有月经异常，同时长 "痘痘"、有多毛，就需要检测其他雄激素，如硫酸脱氢表雄酮、脱氢表雄酮、雄烯二酮等，综合判断雄激素水平。因此，考虑患有多囊卵巢综合征的女性，需要全面测定血中雄激素，结合临床症状，以提供更全面的高雄激素血症评估。

103. 四肢有好多毛发，爸爸也是如此，是多囊卵巢综合征吗？

多囊卵巢综合征的多毛症与全身性多毛（全身性过度毛发生长）不同。多囊卵巢综合征的多毛症是指女性中以男性模式（雄激素依赖性区域中的毛发过多）出现的末端终毛过度生长。而全身性多毛以全身性、非性别模式生长，主要在前臂或小腿上分布，可能是由遗传因素引起，或者是由某些药物引起（如苯妥英、环孢菌素），但不是由雄激素过高引起，而且这些女性月经是正常的，血清总睾酮和游离睾酮也在正常范围，这种情况在医学上称为特发性多毛症，这种多毛症与多囊卵巢综合征无关。

104. 我不长"痘痘"，体毛也不多，为什么医生说我是高雄激素血症？

正常女性体内的雄激素有很多种，任何一种雄激素水平升高或功能过强，均可称为高雄激素血症，可以表现为长"痘痘"（痤疮）、多毛、脱发等。如果月经紊乱的女性，满脸"痘痘"、多毛，就需要考虑多囊卵巢综合征诊断，如果没有痤疮、多毛等高雄激素的临床表现，此时就需要进行血液检测，了解血中雄激素水平，是否存在生化高雄激素血症。因此，多囊卵巢综合征患者即使没有痤疮或者多毛等临床高雄表现，但是血中的雄激素升高，也可被诊断为高雄激素血症，即生化高雄激素血症。

105. 为什么两个医院查的睾酮差别这么大？

目前，各级医院实验室检查雄激素常规采用的是化学发光免疫分析法，该方法具备发光分析的高灵敏度和免疫反应的高特异性，且操作简便、自动化程度高。然而，这种检测方法仍存在交叉反应、检测低浓度样本时准确性差、不同品牌试剂检测结果缺乏可比性等不足，因此，每个医院检测的雄激素水平可能不一致。但是，每个医院检验科都具有自己的激素参考值，我们只需要参考其正常值，就知道自己的雄激素水平是否升高，没有必要在不同医院反复检测、比较。

106. 有多囊卵巢综合征，但泌乳素也增高了，是高催乳素血症吗？

泌乳素增高不一定就是高催乳素血症。

泌乳素，顾名思义是促进乳汁分泌的，在非妊娠期和非哺乳期妇女中保持在一定水平范围内。高催乳素血症是由于垂体肿瘤、空蝶鞍综合征、特发性及药物等因素引起的血催乳素水平异常增高，主要表现为闭经、溢乳，如果肿瘤较大，还会压迫垂体引起视野异常、头痛等症状，一般服用多巴胺受体激动剂，如溴隐亭治疗，若疗效不佳或者垂体肿瘤大（> 1 cm）时可考虑手术或放疗。

此外，20% ～ 35% 的多囊卵巢综合征患者会出现泌乳素轻度升高，其确切原因不清。但是，多囊卵巢综合征的泌乳素增高幅度不会超过正常值的 1 倍，也没有溢乳情况。

107. 不仅雄激素增高，还有胰岛素抵抗，是不是很严重？

多囊卵巢综合征的代谢紊乱较常见，表现为肥胖、胰岛素抵抗、高胰岛素血症、脂代谢紊乱、代谢综合征等。调查显示，多囊卵巢综合征患者的胰岛素抵抗发生率高达 50% ～ 80%，在肥胖患者中更为常见。胰岛素抵抗和代偿性高胰岛素血症可以加剧雄激素水平升高，而过多的雄激素会抑制胰岛素与靶组织结合，影响组织对胰岛素的敏感性，又增强了胰岛素抵抗，导致恶性循环。因此，对于有胰岛素抵抗的多囊卵巢综合征，不仅需要治疗高雄激素血症，而且需要结合生活方式管理，纠正胰岛素抵抗，降低糖脂代谢紊乱所致的糖尿病、心血管疾病、子宫内膜癌风险。

108. 有胰岛素抵抗，医生开了避孕药和二甲双胍，可以一起吃吗？

复方口服避孕药和二甲双胍可以一起服用。对于有胰岛素抵抗的多囊卵巢综合征患者，除需要调整生活方式以外，常常使用胰岛素增敏剂二甲双胍治疗（1000～1500 mg/d），疗程至少为3～6个月。二甲双胍最好在餐时服用，从低剂量开始，每1～2周增加500 mg，可最大限度地减少消化道副作用。复方口服避孕药是调整多囊卵巢综合征患者月经紊乱和治疗高雄的首选药物，复方口服避孕药需要坚持按周期服用，服药期间尽量避免漏服。临床研究表明，这两种药物联合服用，不仅可以调理月经，使月经规律、缓解高雄症状，而且还不会影响多囊卵巢综合征的代谢紊乱。

109. 医生说肥胖会加重高雄，真的吗？

是的。

越是肥胖的多囊卵巢综合征患者，痤疮和多毛可能会越明显，这是因为肥胖患者白色脂肪更多，白色脂肪会分泌雄激素，进而增加雄激素的产量。同时，肥胖患者的代偿性胰岛素升高，一方面，促进垂体释放黄体生成素，从而增加卵巢雄激素的产量；另一方面，抑制肝脏产生的性激素结合球蛋白降低后，具有生物活性的游离睾酮水平增加，从而加重高雄表现。

因此，肥胖的确会加重高雄！

110. 多囊卵巢综合征患者有高雄，到底该不该运动，会不会导致雄激素更高？

运动不会增加多囊卵巢综合征患者的雄激素水平。

常规的运动对多囊卵巢综合征患者的健康有益。运动可改善机体心肺功能，有利于体重管理和心理健康。多囊卵巢综合征伴高雄激素血症在肥胖患者中更严重。因此，高雄激素血症女性，尤其是肥胖的多囊卵巢综合征患者，可以通过运动改善胰岛素抵抗，而且运动有利于缓解患者焦虑或者抑郁状态，不会导致雄激素更高。

111. 吃零食与高雄有关吗？

零食的摄入与高雄激素血症之间没有直接的因果关系。但是饮食结构紊乱与多囊卵巢综合征的发生密切相关，生活方式管理对多囊卵巢综合征的治疗很重要，其中包括饮食和运动。各类零食中为了增加口感，往往具有高糖、高脂肪、高能量特征，如果长期大量摄入，可能导致体重增加，加剧多囊卵巢综合征的代谢异常，如胰岛素抵抗，进而加重高雄激素症状。因此，对于多囊卵巢综合征患者而言，坚持健康规律的饮食习惯，少吃零食，对控制体重、改善代谢很有必要。

112. 熬夜与高雄有关吗？

多囊卵巢综合征是激素失调所致的内分泌代谢疾病，表现为内分泌紊乱。熬夜、作息不规律虽然不是高雄激素血症的直接原因，但是可能会导致或加重身体的内分泌紊乱，从而加重多囊卵巢综合征的相关症状，如月经紊乱、高雄，此外还有使体重增加的风险。一些女性在生活中会有这样的经历，一段时间睡眠不好或者熬了夜，出现月经紊乱或是闭经，脸上长痘的现象。因此，如果已经诊断为多囊卵巢综合征，更需要注意生活规律，保持充足的睡眠。

113. 多囊卵巢综合征，与居住 / 工作环境有关系吗？

多囊卵巢综合征并不直接与特定的居住或工作环境有关，但是生活或居住环境、生活方式会影响女性内分泌代谢。某些环境污染物和化学物质可能对内分泌代谢产生不良影响，如环境中的双酚 A，存在于罐头、奶瓶及灌装水中，进入人体后参与肥胖、代谢、胰岛素间的调节，进而改变体内激素分泌；工作、生活压力过大，情绪不稳定，可能导致或加重内分泌紊乱。适当释放压力，调整生活方式和饮食习惯，以及减少所处环境中的潜在有害因素，有助于改善多囊卵巢综合征。

114. 妈妈有多囊卵巢综合征，我会遗传吗？

研究显示，多囊卵巢综合征有一定的家族聚集性和遗传相关性。多囊卵巢综合征患者的一级亲属发病的风险比普通人群要高，也就是说，如果妈妈曾经患有多囊卵巢综合征，女儿患多囊卵巢综合征的可能性会增加。虽然，多囊卵巢综合征的发病存在一定遗传风险，但是确切遗传模式尚不清楚，可能涉及多个基因的相互作用。遗传因素也不是多囊卵巢综合征发生的唯一因素，多囊卵巢综合征的发生还与生活方式、饮食习惯、体重和环境因素有很大关系。

115.虽然雄激素高，但月经正常，可以不吃药吗？

有部分多囊卵巢综合征患者月经规律，但是雄激素升高，需要根据个体情况来看是否需要用药。如果没有避孕的要求，高雄激素相关临床症状也不严重，可以观察随访，不需要用药。如果痤疮、多毛症状严重，或者有避孕需求，建议在医生指导下服用复方口服避孕药或者抗雄激素药物，如螺内酯。

116.吃口服避孕药需要注意什么？

大部分女性都适合口服短效避孕药，但在服药前需要明确是否有禁忌证，如吸烟、持续的偏头痛、血栓或栓塞病史、风湿性疾病、严重的肝脏疾病、糖尿病合并血管或神经病变、乳腺癌病史等。服药时，要按照医嘱养成准时、定量服用的习惯，不能随意更改服药剂量、服药时间，更不能漏服和随意停药，以免因为药物服用不当引起阴道不规则出血、避孕失败，如果漏服了，次日要及时补服。在服药的过程中，可能出现恶心、头晕、阴道点滴出血、乳房胀痛等情况，一般可以耐受，随着服药时间延长症状会缓解。但如果症状持续存在或者加重，就需要及时咨询医生。此外，还要注意是否同时在服用一些和避孕药有相互作用的药物，加重避孕药的不良反应或影响其他药物疗效。

117. 听说吃避孕药有风险，可以吃 1 个月停 1 个月吗？

　　复方口服避孕药通过抑制垂体激素分泌干扰卵泡发育从而达到避孕目的，复方口服避孕药中的雌激素、孕激素模拟正常月经周期的激素分泌模式，因此，药物服用要根据月经周期开始，且不能漏服。在多囊卵巢综合征人群中，复方口服避孕药通过抑制垂体黄体生成素分泌从而降低卵巢的雄激素合成，改善高雄激素。由此可见，需要调节月经和（或）改善高雄激素的多囊卵巢综合征患者，需要规律服用，一般建议服用 3～6 个月，评估后再继续服用或者停药。如果服用 1 个月，停 1 个月，不仅不能达到治疗目的，而且在停药的 1 个月，激素紊乱会再次出现，无法达到治疗目的。复方口服避孕药并不像传说的那样高风险，最严重的不良反应是血栓形成，因此，服药前应经过医生评估血栓风险，如血栓病史、吸烟、肥胖、高龄等，风险不高的情况下服药大多是安全的。另外，目前临床使用的复方口服避孕药是低剂量避孕药，还可以降低血栓风险。

118. 吃了半年避孕药，月经很规律，而且皮肤也好多了，可以停药吗？

　　服用复方口服避孕药后通常月经是规律的，高雄症状，如痤疮、多毛能够得到改善。如果计划停止使用避孕药，或有生育需求，建议到医院进行全面评估后再停药观察。停药以后，要注意保持健康的生活方式、饮食习惯及坚持适当的运动、控制体重，尽量消除影响内分泌紊乱的不利因素。但是停药后有可能内分泌紊乱再次发生，导致月经不规律，多毛、痤疮等复发，应再次到医院咨询医生。多囊卵巢综合征是一种慢性疾病，如果用药过程中没有不适并且还有避孕的需求，是可以继续服用避孕药的。

119. 医生说吃口服避孕药可治疗高雄，吃多久能有效果？

口服避孕药可以通过减少雄激素的生成或是降低雄激素的活性从而达到改善痤疮和多毛的作用。治疗痤疮，口服避孕药的起效时间需要2～3个月，在痤疮完全控制后巩固服药1～2个月再停药，因此最好是口服6个月以上。而因为各处体毛生长与脱落参差不齐，也就是说各处体毛有各自的生长周期，所以在治疗多毛时，口服避孕药需要服用6个月才能起效。

120. 吃了6个月的避孕药，为什么雄激素还是高？

口服避孕药一段时间后，雄激素水平还是高，要考虑以下几个原因：①是否按照医生的指导规律用药。口服避孕药需要规律服用，漏服或者擅自停药会影响疗效。②雄激素水平受到生活方式、体重、胰岛素水平等影响，如果没有健康的生活方式和饮食习惯，没有合理运动控制体重，或者胰岛素抵抗没有得到改善，就可能出现降低雄激素效果不理想。③个体差异。每个人对药物的反应不同，若口服避孕药一段时间后雄激素水平仍然高，咨询医生后考虑加用其他的降低雄激素药物，如螺内酯。④找寻是否存在导致雄激素升高的其他原因。

121. 医生为什么给我开螺内酯？

螺内酯属于盐皮质激素受体拮抗剂，一般最常被用作利尿剂，用于治疗难治性高血压和心力衰竭，但因其有抗雄激素作用，也可用于治疗女性痤疮、女性雄激素性脱发等。如果是多囊卵巢综合征女性，并且合并多毛，医生考虑存在使用复方口服避孕药的禁忌证或耐受性差的问题，可能会建议使用螺内酯进行抗雄激素治疗，推荐剂量为 25 ~ 100 mg/d。

122. 吃了避孕药"痘痘"没有消，怎么办？

长"痘痘"原因复杂，除了雄激素诱导皮脂腺肥大、过度分泌皮脂及毛囊导管口异常角化以外，还与痤疮丙酸杆菌等微生物增殖及免疫炎症反应有关。避孕药仅能用于女性高雄激素导致的寻常痤疮，一般需 3 ~ 6 个月才见效。如果你发现吃了避孕药后"痘痘"没有消退，首先关注疗程是否足够，其次应求助皮肤科医生寻找其他长痘原因及治疗手段。

123. 皮肤科开了异维 A 酸治"痘痘"，用这个可以吗？

可以。

异维 A 酸是皮肤科常用于治疗"痘痘"的药物，具有显著抑制皮脂腺脂质分泌、调节毛囊皮脂腺导管异常角化、改善毛囊厌氧环境从而减少痤疮丙酸杆菌繁殖，以及抗炎和预防瘢痕形成等作用。根据痤疮的严重程度可以外用或者口服，建议在皮肤科医生指导下使用。但需注意的是：此

药有明确的致畸作用，有备孕需求的多囊卵巢综合征患者应在治疗开始前
1个月、治疗期间及治疗结束后3个月内严格避孕。

124. 医生说我的脱发是由多囊卵巢综合征的高雄引起的，应该如何治疗呢？

由多囊卵巢综合征引起的脱发称为女性雄激素性脱发，治疗可以采用复方口服避孕药。复方口服避孕药在调节月经紊乱的同时，还具有抗雄激素作用，也能够对抗脱发。此外，还可以采用米诺地尔、螺内酯等抗雄激素药物治疗，若药物治疗无效果，还可在皮肤科采取低能量激光治疗、微针治疗等物理治疗，必要时可做植发治疗。

125. 吃了3个月避孕药，什么时候复查雄激素？

因雄激素受月经周期的影响波动较小，如果单纯评估药物的治疗效果，疗程结束后随时都可以复查雄激素，不用考虑月经周期。为了避免药物对激素检测结果的干扰，建议停药1个月后复查。

126. 复查血中雄激素水平下降了，但性激素结合球蛋白增高了，有问题吗？

性激素结合球蛋白是一种由肝脏产生的蛋白质，可以结合血中的雄激素和雌激素，体内大部分的雄激素都与性激素球蛋白相结合，只有游离的

睾酮发挥作用导致高雄症状。复方口服避孕药中的雌激素能够刺激肝脏合成性激素结合球蛋白，使更多的雄激素与这个蛋白相结合，这样游离的雄激素水平就下降了，痤疮、多毛的症状也随之改善。因此，性激素结合球蛋白升高，恰恰是治疗有效的标志，不必担心。

127. 15 岁，月经紊乱有痤疮，医生建议服避孕药，会影响孩子发育吗？

不必担心，孩子初潮已经建立，说明生长发育已经到了相对成熟的阶段，世界卫生组织（WHO）明确指出：月经初潮后的女性就可以服用复方口服避孕药。对于青春期的多囊卵巢综合征患者或者疑似多囊卵巢综合征人群，指南推荐复方口服避孕药作为月经紊乱及高雄激素血症的首选治疗。

128. 所有的避孕药都能降低雄激素吗？

避孕药分为三大类：长效避孕药、短效避孕药、紧急避孕药。用于多囊卵巢综合征降低雄激素的避孕药是指复方短效口服避孕药，因其主要成分是低剂量雌激素和孕激素，可以抑制垂体黄体生成素的分泌，从而减少卵巢合成雄激素；而一些具有抗雄激素活性的孕激素，如醋酸环丙孕酮、屈螺酮等，会进一步增加抗雄激素的效果。目前市面上常见的复方口服避孕药，如优思明、优思悦、妈富隆、欣妈富隆等都有降低雄激素的作用。

129. 多囊卵巢综合征吃了药不再长痘，但有痘印，怎么办？

首先恭喜你不再长"痘痘"啦！痘印一般是指痤疮遗留的红斑、色素沉着或者瘢痕，这些问题需要到皮肤科就诊，通过药物、激光等治疗去除色斑、瘢痕，改善外貌。红斑可以采用激光治疗（强脉冲光、脉冲染料激光、非剥脱点阵激光及长脉冲激光等）；色素沉着可以采用维 A 酸类药物、熊果苷、左旋维生素 C，以及果酸、强脉冲光、Q 开关激光等治疗；萎缩性瘢痕首选剥脱性点阵激光，如二氧化碳点阵激光治疗，其次选择离子束激光或铒激光治疗；增生性瘢痕治疗比较麻烦，主要有激素局部封闭注射、激光治疗（脉冲染料激光、二氧化碳点阵激光），痤疮导致的瘢痕疙瘩也可以切除后再局部放射治疗。

130. 多毛可以用激光治疗吗？

可以。

多囊卵巢综合征高雄导致的多毛经过 6 个月以上的口服避孕药或者口服避孕药联合抗雄激素治疗可得到明显好转。当然也可采用物理方法迅速解决毛发过多的问题，脱毛方法有激光脱毛、蜜蜡脱毛、脱毛剂、电解脱毛等。实际上，激光脱毛很少能去除全部毛发，往往需要多次治疗才能达到满意效果。

第四章

代谢篇

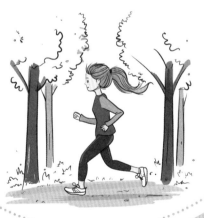

131. 有哪些指标可评价肥胖?

通常使用 BMI、腰围、腰臀比、体脂率评价肥胖。

BMI 是最常用的判断健康体重的指标,计算方法为体重(kg)/[身高(m)]^2。按照我国的分级标准,BMI < 18.5 kg/m^2 为消瘦,18.5 kg/m^2 ≤ BMI < 24.0 kg/m^2 为正常,24.0 kg/m^2 ≤ BMI < 28.0 kg/m^2 为超重,BMI ≥ 28.0 kg/m^2 为肥胖。但 BMI 只能反映机体的总重量(包括骨骼、肌肉、脂肪、体液等),不能反映机体脂肪分布情况和脂肪占总重量的比例,因此单纯使用 BMI 判断超重和肥胖会漏掉部分 BMI 正常但体脂率较高的"隐性胖子"。

测量腰围的方法是正常呼吸呼气末右侧腋中线胯骨上缘与第十二肋骨下缘连线的中点水平围绕一周(通常是腰部的天然最窄部位);臀围是测量臀部最大周径;腰臀比 = 腰围长度(cm)/ 臀围长度(cm)。成年女性腰围 ≥ 85 cm,或腰臀比 ≥ 0.8 即为向心性肥胖(腹型肥胖)。腰围、腰臀比越大,则内脏脂肪越多,出现代谢紊乱、糖尿病和心血管疾病的风险就越大。

体脂率用于评价体脂含量,用人体成分分析仪进行测定。成年女性体脂率只有在 12% ～ 14% 才能满足身体需要,健康体脂率为 25% ～ 30%。

小贴士

正确称量体重的方法

称量体重要注意 3 个固定:

· 固定时间:最好在清晨、空腹、排空大小便、饭前

· 固定衣着:穿单薄衣裤,脱去帽子和鞋

· 固定体重秤:使用同一台体重秤,精确到 0.1 kg,这样才能准确比较体重的变化情况

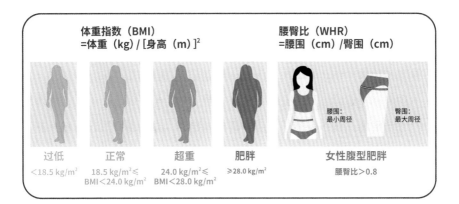

132. 为什么多囊卵巢综合征患者容易长胖？

肥胖与饮食结构改变、运动少密切相关。据报道，年轻妇女肥胖发生率呈现上升趋势。

据统计，多囊卵巢综合征患者肥胖／体重超重的发生率高达50% ～ 70%，以腹型肥胖为主。发病可能涉及遗传倾向，也与导致肥胖的饮食生活习惯有关，如高脂、高碳水、低纤维饮食，以及与自身激素内环境有关，多囊卵巢综合征的高雄激素、高胰岛素及皮质醇等激素可能也与腹型肥胖有关。另外，肥胖对多囊卵巢综合征的疾病进展有潜在作用，因此衍生出"多囊卵巢综合征继发于肥胖"的观点。多囊卵巢综合征与肥胖的相关性是确定的，只有控制体重才是最佳方法。

133. 肥胖对多囊卵巢综合征患者生育力有哪些影响？

肥胖的多囊卵巢综合征患者，由于其胰岛素抵抗、代偿性高胰岛素血症、游离雄激素升高等更为严重，加剧了内分泌功能失调、排卵障碍、卵母细胞质量下降，以及子宫内膜容受性降低等，进而加重多囊卵巢综合征患者的月经紊乱等临床症状，导致生育力也会受到不良影响。

肥胖的多囊卵巢综合征患者发生月经周期延长、闭经、不规则阴道出血的概率更高，其不孕率、不良妊娠率也更高。临床研究发现，肥胖的多囊卵巢综合征患者对诱导排卵的药物反应性较差；在进行辅助生殖技术时胚胎质量较差，优质胚胎数明显减少，活产率降低，流产率高，妊娠期并发症增加。因此，肥胖的多囊卵巢综合征患者孕前应该减重，以改善内分泌代谢紊乱、月经紊乱，同时有利于恢复其生育力。

134. 我不仅月经紊乱，而且体重还超重很多，不好意思见同学，怎么办？

曾经在一档综艺节目中看到，女演员小贾因为体型肥胖被其他嘉宾当众揶揄，现实生活中超重的多囊卵巢综合征患者是否也会有这样不愉快的经历呢？这种在社会中因个人体重超重而对其进行贬低或诋毁的现象，称为体重污名化（weight stigma，又称为体重歧视或体重偏见）。

肥胖本身就是健康杀手，而体重污名化无疑更是雪上加霜，尤其是对于女性，从学校到社会、从少女到妇女，每个人生阶段、每个不同场合都可能存在体重污名化。而社会心理学研究发现，长期遭受歧视和羞辱后，就可能会开始接受这种消极态度，并将其内化为对自我的评价和认证，也就是说遭遇体重污名化的女性可能会认为自己就是一个贪吃、懒惰、不可救药的胖子，往往会感到羞耻，甚至自暴自弃。这种羞耻在生理上，会导致皮质醇生成增加，进一步加重自身内在激素的紊乱，增加内脏脂肪的积累，从而加剧发生心血管疾病的风险。同时，体重污名化还会增加心理疾病的发生，如抑郁、焦虑、进食障碍等。

　　理论上，消除体重污名最好的方法是降低体重，但事实上，肥胖不能简单归因于不健康饮食和不良生活习惯，有些肥胖是不可控的。因此想要减少公众偏见和歧视，宣传教育和提高个体意识非常关键，强化患者个体和亲友对多囊卵巢综合征肥胖成因的认知，从而改变本人和公众对此消极的看法和态度。

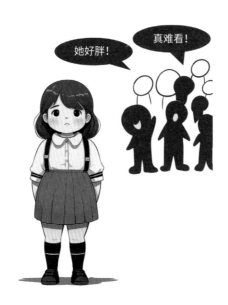

135. 熬夜对多囊卵巢综合征的肥胖及代谢指标有影响吗？

　　熬夜不仅缩短正常睡眠时间，影响白天的工作、学习，也会影响机体的内分泌代谢功能。熬夜使得生物钟紊乱，会影响下丘脑神经元的内分泌激素分泌频率和分泌量，影响多囊卵巢综合征的发生发展。而且，熬夜还会加剧机体的代谢紊乱，会加重多囊卵巢综合征患者的肥胖、胰岛素抵抗，增加雄激素分泌，甚至增加心血管疾病风险。

调整生活方式后，多囊卵巢综合征的内分泌代谢紊乱会有所缓解。因此在这里还是要苦口婆心地提醒大家规律作息的重要性。

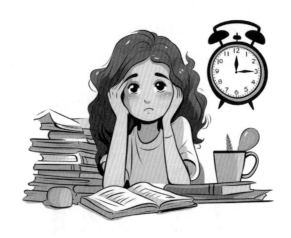

136. 医生为什么要安排我检查胰岛素抵抗？是有糖尿病吗？

不是的。

胰岛素抵抗是指机体胰岛素敏感度下降，需要分泌更多的胰岛素才能维持机体的血糖浓度，此时可检测到体内胰岛素水平增高。胰岛素抵抗与多种代谢相关疾病，包括多囊卵巢综合征、糖尿病、高血压、血脂紊乱、心血管疾病等的发生密切相关。

糖尿病是由胰岛素分泌不足或利用障碍引起的碳水化合物、蛋白质、脂肪代谢紊乱性疾病，以血糖升高为标志。表现为"三多一少"，即多饮、多尿、多食和体重下降。胰岛素抵抗并不等同于糖尿病，但是，胰岛素抵抗是 2 型糖尿病的高危因素。

如果发现胰岛素抵抗，就需要采取必要的生活方式干预或药物治疗减轻胰岛素抵抗，避免病情进一步发展成糖尿病。

137.体重在正常范围，医生建议我查胰岛素，有必要吗？

有必要。

尽管体重在正常范围，但是 30% ～ 50% 多囊卵巢综合征患者合并腹型肥胖，即腰围 ≥ 85 cm 或腰臀比 ≥ 0.8，因此，体重正常不代表没有腹型肥胖。据统计 75% 的非肥胖多囊卵巢综合征患者合并胰岛素抵抗，在肥胖或腹型肥胖者中更为常见。因此，多囊卵巢综合征患者即使体重正常，也应该检查空腹胰岛素水平，或者口服葡萄糖耐量试验（oral glucose tolerance test，OGTT），同时测量胰岛素释放曲线，了解患者有无胰岛素抵抗，并根据结果决定是否需要通过生活方式管理、使用胰岛素增敏剂等进行治疗。

138.我有多囊卵巢综合征，检查发现有脂肪肝，怎么办？

脂肪肝是由各种原因引起肝细胞内脂肪堆积过多的一种病变。多囊卵巢综合征和脂肪肝如影随形，因为它们有共同的诱因——肥胖和胰岛素抵抗，称之为非酒精性脂肪肝。轻度脂肪肝患者肝功能基本正常，大多无明显症状；中-重度患者常常出现肝功能损伤，甚至发展为肝硬化和肝衰竭。

脂肪肝属于可逆性疾病，早期筛查并及时治疗常可恢复正常，尤其对于合并脂肪肝的多囊卵巢综合征患者来说，首选饮食和锻炼相结合的健康生活方式，通过减少高脂食物的摄入、增加蔬果和富含膳食纤维的食物、控制适度的热量摄入，以及合理的运动减重（至少减少 5% 的体重，减重 10% 及以上最好），能够明显地改善脂肪肝和多囊卵巢综合征。对于无法通过调整生活方式有效实现减肥目标的患者，权衡利弊后可使用减肥药物，甚至将减重手术作为辅助治疗。

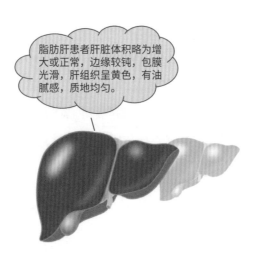

脂肪肝患者肝脏体积略为增大或正常，边缘较钝，包膜光滑，肝组织呈黄色，有油腻感，质地均匀。

139. 20 岁血脂高，怎么办呢？

很多人认为血脂高是老年病，其实不然，有肥胖、胰岛素抵抗等代谢异常的多囊卵巢综合征患者，通常也会检测出血脂升高，因此，多囊卵巢综合征患者血脂异常的风险高于正常人群。这类患者需要调整生活方式、运动减重、减少高脂食物的摄入、食用白肉和牛肉等进行干预。如果血脂异常比较严重，调整生活方式后仍无法得到明显改善，则需要在专科医生指导下进行药物治疗调节血脂，预防冠心病。

140. 高血压与多囊卵巢综合征有关吗？

高血压是血液在血管中流动时对血管壁造成的压力值持续高于正常的现象。高血压导致的冠心病、脑卒中会严重危害生命健康。

高血压的危险因素有很多，如年龄、高钠低钾饮食、过量饮酒、肥胖、高血压家族史、长期精神紧张、久坐、糖尿病、血脂异常等。多囊卵巢综合征合并肥胖、糖脂代谢异常，被认为是高血压的独立危险因素。多囊卵巢综合征患者，应每年至少检测血压 1 次，早期发现高血压并及时干预，可避免引发心脑血管疾病等严重后果。

141. 为什么医生告诉我要警惕心血管疾病？

心血管疾病，一直是威胁人类生命健康的疾病之首，年轻女性急性心肌梗死发病率逐年上升。大量研究表明，多囊卵巢综合征患者心血管疾病风险显著升高，患有多囊卵巢综合征的女性在绝经后发生心血管疾病的风险较对照组增加了 64%，包括心肌梗死、脑血管疾病或卒中、心绞痛、深静脉血栓形成等。多囊卵巢综合征的女性常伴有一系列代谢异常和心血管疾病的危险因素，如向心性肥胖、高血压和血脂异常等。因此，心血管疾病也是多囊卵巢综合征的核心特征之一，预防尤为重要，应常规筛查心血管疾病危险因素，确诊后立即检测血脂，并加强对心血管疾病防范意识。

142. 尿酸高与多囊卵巢综合征有关系吗？

尿酸高是嘌呤代谢障碍所致的慢性代谢性疾病，常常与肥胖、2 型糖尿病、血脂异常、高血压、冠心病相伴。

　　肥胖，尤其是向心性肥胖（内脏脂肪堆积），会大大增加尿酸升高的风险；雄激素升高会减少肾脏对尿酸的排泄，同时还会促进肝脏产生尿酸，从而导致体内尿酸堆积，因此，多囊卵巢综合征患者血中尿酸升高的发生率会增高，有必要对多囊卵巢综合征患者的尿酸水平进行筛查，并对尿酸升高的患者，减重同时进行饮食控制，少进食含嘌呤较多的食物，如动物内脏、海鲜、豆制品等。对于饮食控制后尿酸水平仍不能达到正常水平者，需在专科医生的指导下进行药物干预。

143. 多囊卵巢综合征患者应该进行哪些代谢相关的检查？

　　多囊卵巢综合征患者代谢紊乱相关的检查包括测量体重、身高，计算BMI；测量腰围、臀围，计算腰臀比；测量血压等；抽血检测空腹胰岛素和空腹血糖，计算胰岛素抵抗指数（HOMA-IR）；必要时进行 OGTT 了解糖耐量和胰岛素释放情况；检查肾功能、肝功能、血脂（胆固醇、低密度脂蛋白胆固醇、高密度脂蛋白胆固醇和甘油三酯）等；B 超检查有无脂肪肝。

144. 我有代谢问题，如何治疗呢？

　　多囊卵巢综合征临床表现纷繁复杂，要结合患者个人情况给予治疗。首要的是生活方式干预，尤其是运动和饮食调节对于超重和肥胖的人群尤为重要。这类治疗方式看起来平平无奇，但大量事实证明可以明显改善疾病相关症状、恢复生育力，长期坚持有益于健康。

生活方式体现的是自己的生活习惯和性格特点，与我们的生活环境、经济条件和社会价值观等都息息相关。俗话说"江山易改，禀性难移"，要改变一个人的生活方式，何其难也！因此我们的目标是找到既符合科学减肥的方法，又符合自身的身体特点和生活条件，以及适合的生活方式才是治疗代谢问题的第一步。我们需要考虑的是怎么吃、怎么运动和怎么自我管理，使这种健康且适合自己的生活方式成为自己的生活习惯。同时求助营养医生和运动医学专家，有效改善机体代谢问题。

145. 体重在正常范围，为什么医生还是建议我减重？

体重正常，只能说明体重与身高匹配。但众所周知，人体的组织成分不一样，脂肪分布不均匀，如腹部脂肪过度堆积形成的腹型肥胖，主要表现为腹部增大、腰围增加，如"游泳圈""啤酒肚""将军肚"等。腹型肥胖表明过多的脂肪不仅存在于皮下，还大量堆积在内脏，会导致一系列健康风险。腹型肥胖目前被认为是冠心病、代谢综合征、非酒精性脂肪肝等的重要危险因素。

腹型肥胖是多囊卵巢综合征患者的重要特征，在多囊卵巢综合征人群中的发生率可高达 80%。体重指数正常的多囊卵巢综合征患者也仍有 30%～50% 可能发生腹型肥胖。所以，体重虽然正常，也可能存在腹型肥胖，为了身体健康，还是得在医生指导下减脂减重。

146. 医生建议我管住嘴、迈开腿，全家一起联动？

　　多囊卵巢综合征的生活方式管理包括饮食和运动，与其做节食和锻炼的"孤勇者"，不如邀请全家一起来"管住嘴、迈开腿"。

　　减肥是一场精神和肉体的双重考验，坚持下去太难，但如果有个志同道合的人一起，互相鼓励监督，是否就有了坚持下去的动力呢？因此全家人一起联动效果往往更好。有研究证实，家人的参与更有利于控制体重，提高生活质量。多囊卵巢综合征患者易胖可能有家族遗传因素，研究也发现多囊卵巢综合征患者的一级亲属（父母、兄弟姐妹、子女）发生高血压、糖尿病、代谢综合征等的风险增加。因此，家人们一起来科学管理生活方式，有利于守护一家人的健康。

　　独乐乐不如众乐乐，独健康亦不如全家健康，快带上你的家人一起来享受健康生活吧！

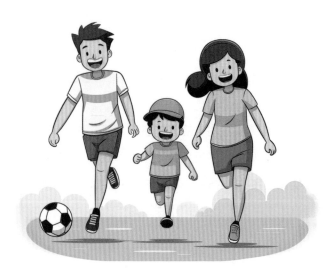

147. 每次医生都建议我减重，到底要减多少才合适？

针对超重、肥胖的多囊卵巢综合征患者，医生往往建议减重，那到底需要减重多少才合适呢？

在减重这条路上，大家觉得很难，像"逆水行舟"，越往后越难坚持，常常容易"躺平"。事实上，减重不一定非要恢复到标准体重才能获益，减重不仅是体重的减轻，更重要的是减少内脏脂肪，对于多囊卵巢综合征患者来说，当体重减轻 5% ～ 10% 后，排卵障碍、月经紊乱、胰岛素抵抗都可以得到改善。此外，减重也应循序渐进，欲速则不达，一般以 6 个月完成减重阶段目标为宜。当然，如果能够通过长期坚持，减重至标准体重更佳。对于腹型肥胖而体重正常的患者，应强调不是减重，而是减脂。

148. 我有代谢紊乱，除了减重，还有其他治疗方法吗？

多囊卵巢综合征患者出现了代谢问题，首选调整生活方式，争取通过降低体重和减少体脂来达到治疗效果。然而，当"管住嘴、迈开腿"后仍然没有达到预期效果，该怎么办呢？这个时候就该找专业医生再次评估，积极寻求应对方案。

如果是合并胰岛素抵抗、糖调节受损或糖尿病的多囊卵巢综合征患者，当生活方式干预效果欠佳时，可使用二甲双胍治疗，如果有二甲双胍使用禁忌证或对二甲双胍不敏感时，可考虑换用噻唑烷二酮类药物。如果是肥胖的多囊卵巢综合征患者，在积极减脂、调整生活方式后疗效欠佳时，可以考虑使用奥利司他等减肥药来抑制脂肪的吸收，甚至可以考虑减重手术。如果是合并血脂代谢异常的多囊卵巢综合征患者，在生活方式干预无效时可使用他汀类药物来降血脂。

总之，当多囊卵巢综合征患者合并代谢问题时，首选生活方式进行干预，当生活方式干预效果欠佳时，可在医生的指导下进行药物治疗。

149. 没有糖尿病，医生为什么要让我吃二甲双胍？

的确，二甲双胍最早应用于 2 型糖尿病的治疗。在 1994 年，首次将二甲双胍用于治疗多囊卵巢综合征，二甲双胍不仅能够改善多囊卵巢综合征的胰岛素抵抗和糖脂代谢异常，还可减重、诱导排卵、恢复月经、改善妊娠结局，因此，二甲双胍在多囊卵巢综合征的应用中非常广泛。长期随访观察也证明了二甲双胍在多囊卵巢综合征患者中使用的安全性，目前国内外多个指南推荐二甲双胍用于治疗多囊卵巢综合征。

因此，医生建议你服用二甲双胍，不是因为你有糖尿病，而是治疗多囊卵巢综合征。

150. 如何正确服用二甲双胍？

二甲双胍在多囊卵巢综合征患者治疗中占有一席之地，然而部分患者服用二甲双胍后容易出现腹泻、恶心、呕吐、胃胀等不良反应，一般发生于治疗早期，随着治疗时间的延长，上述不良反应可基本消失。但是，也有个别患者因无法耐受这些不良反应，放弃二甲双胍治疗。有没有办法降低以上不良反应，更安全地服用二甲双胍呢？

首先，要根据实际情况选择不同的剂型。目前在我国，二甲双胍的常用剂型有二甲双胍普通片、肠溶片（或胶囊）和缓释片（或胶囊）。相对于普通片剂而言，缓释制剂和肠溶制剂对胃肠道的刺激较小，相关的腹胀和腹泻不良反应更少。

其次，正确的服药方法能够很大程度提高个体的耐受性。推荐从小剂量开始服用，逐渐增加，一般从 500 mg/d 开始适应性服用，适应 1 周后再加量到 1000 mg/d（分 2 次服用），最后加量到每天 3 次，每次 500 mg。并且，建议二甲双胍在进餐中服用，可降低胃肠不适反应。

最后，若长期服用二甲双胍，会存在维生素 B_{12} 缺乏的风险。建议维生素 B_{12} 摄入不足或吸收不足的患者，尤其是合并贫血和周围神经病变时，要注意补充维生素 B_{12}。

151. 治疗多囊卵巢综合征伴肥胖且胰岛素抵抗，肌醇和二甲双胍哪个更好？

近年来"多囊"圈里开始流行一种继二甲双胍后的另一种药物——肌醇。肌醇，又称为环己六醇，人体可通过外部食物摄入和肾脏内源合成获得。已有的研究表明，肌醇可以改善胰岛素抵抗，从而改善多囊卵巢综合征患者的代谢状态，在排卵、多毛和控制体重方面有一定的治疗潜力。此外，使用肌醇的不良反应发生率明显低于二甲双胍。同时，由于肌醇是一种人体可自行合成的产物，其安全性很高。因此，推荐肌醇治疗多囊卵巢综合征。

那肌醇能否替代二甲双胍呢？首先，目前对肌醇的研究时间和数量有限，还需要更多高质量的研究。其次，肌醇的使用方法目前没有统一的标准，而且肌醇作为一种保健品，不同于药品，不同国家、地区的监管差异比较大，产品成分、质量和价格也都可能存在差异，会对肌醇的临床应用造成一些影响。

最后，肌醇作为新兴的改善多囊卵巢综合征代谢紊乱的治疗方法，确实是一匹具有潜力的"黑马"，但仍需要更多的临床实践指导规范应用。

152. 肥胖的多囊卵巢综合征患者能服用减肥药吗？

对于肥胖的多囊卵巢综合征患者而言，比较理想的减重目标是减少已有体重的 5% ~ 10%。首选的减重方法为调整生活方式，主要包含前面讲的控制饮食和加强运动。但在调整生活方式后仍有部分患者不能达到满意减重目标的，可以在专科医生指导下使用减肥药。目前可以用于多囊卵巢综合征的减肥药包括利拉鲁肽、噻唑烷二酮类药物、奥利司他、阿卡波糖等，其能够控糖、改善胰岛素抵抗、控制食欲、抑制脂肪吸收等，但一定要进行专业评估，在医生的指导下应用，避免出现低血糖等危险情况。

153. 听说注射司美格鲁肽可以轻松减重，适合多囊卵巢综合征患者吗？

司美格鲁肽是一种新型的胰高血糖素样肽-1受体激动剂，可降低食欲、增加饱腹感、延缓胃排空，从而减少热量的吸收。由于其副作用小，减重效果明显，目前被用于治疗肥胖。

多囊卵巢综合征首选的减重方式是通过调节饮食和运动来达成，在调整生活方式后，仍不能达到满意减肥效果的多囊卵巢综合征患者，可以考虑使用减肥药物来实现减重和维持体重。

有研究表明，司美格鲁肽可以用于多囊卵巢综合征的肥胖治疗，并且推荐每周 0.5 mg 的使用量，可以达到比较满意的减重效果。建议在专科医生评估后再使用，不要擅作主张自行用药。由于缺乏妊娠安全性数据，服用减肥药期间要做好避孕措施。

154. 减重太难了，可以做减重手术吗？

可以，但是需要医生评估。

减重手术是目前最快速、最有效缓解肥胖及其合并症的治疗方式，但是，不是人人都适合做减重手术，推荐 BMI $\geqslant$ 40 kg/m^2 的严重肥胖患者，以及 BMI $\geqslant$ 40 kg/m^2 并伴有其他合并症的患者。

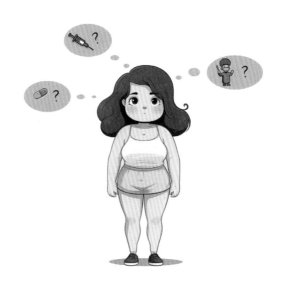

虽然，减重手术能在短期内缓解多囊卵巢综合征患者的症状，但与非手术治疗相比，患者需承担相应手术及术后并发症的风险。此外术后有可能迅速恢复生育力，因此需要采取有效的避孕措施，建议避孕到体重稳定，通常是术后 1 年再计划生育。

155. 多囊卵巢综合征患者"打呼噜"潜藏的风险。

多囊卵巢综合征患者如果时常"打呼噜",可别大意,要注意警惕阻塞性睡眠呼吸暂停(obstructive sleep apnea,OSA)。OSA 的常见表现为打鼾、睡眠中憋醒、失眠、白天嗜睡和疲倦等,其不仅影响睡眠质量,还会因为在睡眠中反复发生呼吸暂停,使血氧含量降低,脑血管扩张,影响心脏和大脑功能,甚至诱发动脉粥样硬化、高血压等。

OSA 与肥胖、糖脂代谢紊乱等因素相关,而这些代谢紊乱也恰好存在于多囊卵巢综合征患者中,因此多囊卵巢综合征患者发生 OSA 的风险增高 9.74 倍。若症状轻微者,可尝试通过调整生活方式来改善,包括戒烟,睡前不饮酒、浓茶或咖啡,积极减重,尝试侧卧位睡觉。而对于症状严重及同时伴有其他睡眠问题者,应及时到睡眠门诊就诊,切莫掉以轻心。

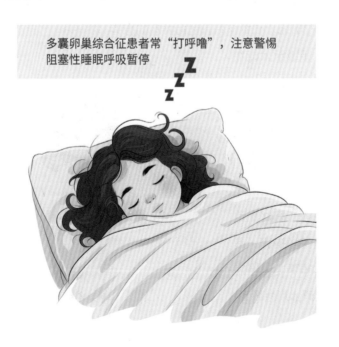

多囊卵巢综合征患者常"打呼噜",注意警惕阻塞性睡眠呼吸暂停

第五章

营养篇

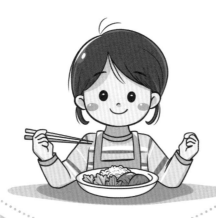

156. 什么是营养?

营养并不是某种物质,而是一个过程。营养是指机体摄取食物,经过消化、吸收、代谢和排泄,利用食物中的营养素和其他对身体有益的成分构建组织器官、调节各种生理功能,维持正常生长、发育和防病保健的过程。营养的概念既强调了摄入食物的重要性,也点明了机体的主观能动性。要想给身体补充营养必须满足两个条件:首先,是要给身体提供"物质";其次,身体要把这些"物质"识别为营养物质,进而对其进行消化、吸收、代谢和排泄,从中提取有益物质,供身体使用。

157. 学会看营养标签,选择更健康的食物。

选择优质的预包装食品首先要学会看食品标签。

一看生产日期、保质期及储存条件:选择离生产日期近的食物,不购买超过保质期的食物;看清储存条件,看食物是否在标示的储存条件下存放,并按照包装标示的储存条件进行食物保存。

二看配料表:配料表中排名越靠前的成分,在食品中的含量就越高,添加糖(白砂糖、蔗糖、果葡糖浆、麦芽糖等)和添加脂肪(植脂末或奶精、氢化植物油、起酥油、人造黄油、食用油等)排名靠前的食物尽量少选择。

三看营养标签:重点关注其中的营养成分表,包括食品营养成分名称、含量和营养素参考值百分比(NRV%)三列内容。其中NRV%就是指每份(100 g/每100 mL)食品中所含营养素占全天推荐摄入量的百分比,通过NRV%可以了解当日摄入的营养素量,并计算营养摄入是否超标。

品名：**小面包
配料表：小麦粉、白砂糖、鸡蛋、人造奶油、果葡糖浆、水、食品添加剂（山梨糖醇液、甘油、复配乳化剂（山梨糖醇液、单硬脂酸甘油酯、硬脂酰酸钙、硬脂酰乳酸钙、蔗糖脂肪酸酯、聚甘油脂肪酸酯、山梨醇酐单硬脂酸酯）、柠檬酸、丙酸钙、脱氢乙酸钠）、全脂乳粉、酵母、食用盐、食品用香精
致敏源信息：含有麦麸质的谷物及其制品、蛋类及其制品、乳及乳制品
加工方式：热加工

二看配料表，排名越靠前含量越高

保质期：6个月
贮存条件：请置于阴凉干燥处，避免阳光直射。
产品标准代号：XXX
生产日期：见包装纸箱正版面
使用方法：开袋即食

一看生产日期、保质期及储存条件

营养成分表

项目	每100 g	NRV%
能量	1546 KJ	18%
蛋白质	8.2 g	14%
脂肪	10.4 g	17%
——反式脂肪酸	0 g	
碳水化合物	60.1 g	20%
钠	212 mg	11%

*每天摄入反式脂肪酸不应超过2.2 g，过多摄入有害健康
*NRV%：表示每100 g品中所含营养素的含量占该营养素每日推荐摄入量的百分比

三看营养标签，重点关注营养成分表
· 食物中各营养成分含量
· 所含营养素占全天推荐摄入量的百分比，以了解当日摄入的营养素量，并计算营养摄入是否超标

158. 什么是平衡膳食？

平衡膳食是指对不同种类食物，如米、面、肉、蛋、奶、蔬菜、水果等进行合理搭配，从而为我们身体提供需要的各种营养素，满足健康需求。好的营养，不仅仅是某一种食物的营养，重要的是健康的饮食模式（膳食模式）。大家要记住："没有不好的食物，只有不好的搭配"，没有一种天然

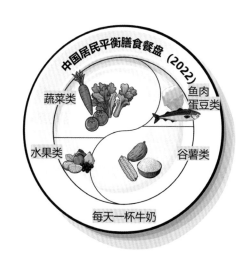

食物能包含人体所需的全部营养素，这就需要对不同种类食物合理搭配，形成平衡膳食，才能为我们提供好的营养。

159. 减重期间，如何计算自己的能量摄入？

减重期间全天摄入的总能量要结合自己的身高、体重。BMI 正常的成人（$18.5\,kg/m^2 \leqslant BMI < 24.0\,kg/m^2$）全天需要摄入的能量计算：标准体重（kg）× 30（kcal），标准体重（kg）= 身高（cm）− 105。

对于需要减重的人，全天摄入能量目标是在以正常成人摄入能量建议的基础上适当减少。超重的人（$24.0\,kg/m^2 \leqslant BMI < 28.0\,kg/m^2$），需要在正常成人能量摄入建议的基础上每天减少 125 ~ 250 kcal，每月可减重 0.5 ~ 1.0 kg。对于肥胖人群（$BMI \geqslant 28.0\,kg/m^2$），摄入能量要在正常成人基础上以每天减少 550 ~ 1000 kcal 为宜，可以每周减重 0.5 ~ 1.0 kg。

160. 主食是指什么？

谷类、薯类及杂豆类常被称为主食。谷类食物主要包括稻米、小麦、大麦、燕麦、玉米、青稞、荞麦、薏米及高粱等，以及制成的面粉、米粉、淀粉、燕麦片等；薯类食物则包括红薯、紫薯、芋头、马铃薯、山药等。此外，一些豆类（如绿豆、红豆、芸豆、豌豆、扁豆、鹰嘴豆等）因含有较多的碳水化合物，也常被作为主食中的一类。

161. 减重或控糖期间不吃主食对吗？

不对。

减重或控糖期间仍然需要摄入主食，不吃或少吃主食不仅不利于控糖，反而会对身体产生危害。

若长期盲目不吃主食，人体碳水化合物摄入量持续不足，则无法为大脑细胞提供活动所需的葡萄糖，长此以往会出现记忆力下降、反应迟钝、工作效率降低、营养不良、月经紊乱，甚至闭经等不良后果；过度限制主食量后，机体会将摄入的蛋白质转化为热量消耗掉，并分解体内蛋白质，长此以往会引起营养不良、抵抗力下降等。不吃主食或少吃主食会使人体主要供能物质——葡萄糖的来源减少，此时身体将分解脂肪进行补充，但这个过程往往伴有酮体的生成，当酮体产生过多而不能被机体充分代谢时，易发生酮症酸中毒进而危害健康。长期不吃或者少吃主食，体内的碳水化合物持续摄入不足，胰腺 β 细胞功能下降，就会影响胰岛素分泌，同时胰岛素的敏感度也会下降，反而会加重胰岛素抵抗。

因此，不建议过度限制主食量，饮食中要注意粗细搭配，注意全谷物、杂豆类宜占主食摄入量的 1/3 ～ 1/2。

162. 减重期间主食怎么吃？

（1）量要合适：减重期间，每天至少 150 g 主食（生重）是相对安全的，这样既可以控制总能量的摄入，也可以预防酮症酸中毒，简单地说，就是每顿饭 1 个拳头大小的主食。

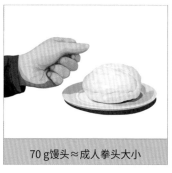

70 g馒头≈成人拳头大小

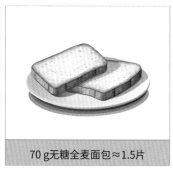

70 g无糖全麦面包≈1.5片

（2）烹调方式越简单越好，烹调方式优选蒸和煮。精米白面在经过加工后，其维生素、矿物质、膳食纤维、植物化学物等营养物质大大损失，而与糙米、杂粮（燕麦、小米、荞麦、玉米等）及杂豆（红小豆、绿豆、芸豆等）搭配后，不仅可以增加饱腹感，延缓胃排空时间，还能弥补精米白面中损失的营养成分。因此，推荐主食中搭配 1/3 ~ 1/2 的杂粮或杂豆。

如今市场上主食花样繁多，一不小心就踩了"热量刺客"的陷阱，如炒饭、炒粉、油条、油饼、葱花饼等主食，在制作过程中为了口感加入了不少的食用油、盐和糖，甚至还加入火腿、肉类等配料，无形中会摄入更多的热量，糖、盐过量，不利于健康。

163. "伪粗粮"你还在追着吃？

粗粮是相对于细粮而言，加工过程较为简单，且保留了更多膳食纤维、维生素和矿物质等营养成分的粮谷类食物，具有调节血糖、血脂等作用。"伪粗粮"一般指商品名称中含有全麦、杂粮等字样，但实际主要成分为细粮的食品，如某些全麦面包、杂粮面条、杂粮饼干、燕麦片、杂粮馒头、即食八宝粥／杂粮等，这些食品中只添加了少量粗粮，且加工过程中可能额外添加了过多的糖、油等成分或采用了过度加工方式（如五谷杂粮粉），其营养成分与真正的粗粮区别极大，且有可能导致血糖、血脂增高。

通过食品配料表就可以简单识别，伪粗粮配料表排名第一的一般是大米、小麦等细粮，或含有植物油、白砂糖等。

164. 减重期间肉类怎么吃？

肉类含有丰富的蛋白质、B 族维生素和多种矿物质，不仅能够补充身体所需营养成分，还能增加饱腹感，减少肌肉流失。但有些肉类脂肪含量较高，摄入过多容易热量超标。减重期间除了控制肉类摄入量，还要选择适宜的种类。成年人全天肉蛋量建议：40 ～ 75 g 鱼肉，40 ～ 75 g 畜禽肉和一个蛋（约 50 g）。从下表可以看出，除鸡鸭鱼等白肉外，牛肉也是不错的选择，具有高蛋白质、低脂肪的特点，但即使是同一种动物，不同身体部位的肉类脂肪含量差别也大，需要注意。

除了肉的种类及量的控制，烹调也应尽量采用蒸、煮、炖等健康的方式，避免油炸、烧烤等。

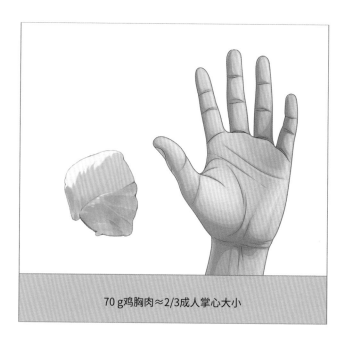

70 g 鸡胸肉≈2/3成人掌心大小

不同肉类总能量、蛋白质及脂肪含量（以 100 g 可食部计）

种类	能量（kcal）	蛋白质（g）	脂肪（g）
牛肉（里脊肉）	107	22.2	0.9
猪肉（瘦）	143	20.3	6.2
羊肉（里脊）	103	20.5	1.6
鸡胸脯肉	118	24.6	1.9
鸡腿	146	20.2	7.2
鸭胸脯肉	90	15	1.5
草鱼	113	16.6	5.2
罗非鱼	98	18.4	1.5
鲤鱼	109	17.6	4.1
鲫鱼	108	17.1	2.7
带鱼	127	17.7	4.9

数据来源：中国食物成分表（标准版 / 第 6 版 / 第 2 册）。

165. 减重期间蔬菜怎么吃？

减重期间尽可能选择一些高纤维、低碳水的蔬菜，如芹菜、西兰花、菠菜、卷心菜等，不仅热量低，还可以增加饱腹感。根茎类（如山药、胡萝卜、芋头、土豆等）和豆类（如毛豆、蚕豆、豌豆等）摄入不宜过多，如果选择这两类则需要代替部分主食（100 g 土豆、芋头 =150 g 藕 =200 g 胡萝卜 =25 g 主食）。

常见高碳水化合物蔬菜

蔬菜种类	碳水化合物（g/100 g 蔬菜）	热量（kcal/100 g 蔬菜）
蚕豆	58.9	347
豌豆	21.2	111
土豆	17.8	81

蔬菜种类	碳水化合物（g/100 g 蔬菜）	热量（kcal/100 g 蔬菜）
毛豆	13.1	131
芋头	13	56
山药	12.4	57
藕	11.5	47
胡萝卜	8.1	32

小贴士

"轻食"热量真的低吗？

很多小伙伴一提到减肥就想到吃"轻食"，然而吃的却是加了沙拉酱、蛋黄酱、花生酱等酱料的所谓轻食，口感是提升了，但是热量也一路飙升。小小一勺沙拉酱（10 g 左右），能量就高达 70 kcal。本来为了减重选择的轻食却有可能变成增肥！如果想要增加口感，可以少量搭配梅子酱油汁、芥末油、醋汁等。

166. 减重期间水果怎么吃？

减重人群应选择能量低、水分足、膳食纤维含量高的水果，以增加饱腹感、减少总能量的摄入。不同的水果营养素含量不同，最好不同品种、颜色、口味的水果搭配吃。减重人群每天水果摄入量应控制在 200 g 左右，1 个拳头大小，建议在两餐之间吃。如果是牛油果、榴莲、鲜枣这类热量较高的水果，建议每天控制在 100 g 为宜。

切记，果汁不能代替新鲜水果！果干、果脯也不能代替新鲜水果！

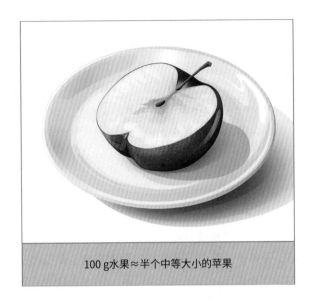

100 g水果≈半个中等大小的苹果

167. 减重的饮食模式需要长期坚持吗?

这需要分情况。

减重的饮食模式有多种,包括限能量饮食、高蛋白饮食、低／极低碳水化合物饮食、间歇性能量限制、低升糖指数饮食、终止高血压饮食、地中海饮食等,不同的饮食模式有着不相同的特点,长期使用的安全性也各不相同。

因此,减重前一定要咨询营养专家,以获得更专业的指导。

168. 胰岛素抵抗和糖耐量异常需要忌口吗?

需要。

一方面,不当的饮食模式会引起超重或肥胖,尤其是腹型肥胖,从而诱发胰岛素抵抗；另一方面，控制饮食可有效改善胰岛素抵抗。因此，发生胰岛素抵抗和糖耐量异常需要忌口。首先是适当控制食量，在满足自身营养需要的前提下，适当减少进食量，减慢进食速度。其次是减少饱和脂肪和反式脂肪的摄入，远离各种加工小零食、甜点和甜饮料，如糖果、奶茶、可乐、糕点、果脯、加工肉制品等；要远离精米白面，如白米饭、白面馒头、白面包、米线、米粉、粉条等；增加膳食纤维摄入，如主食选择全谷物，增加新鲜蔬菜，尤其是深绿色、红色、紫色等深色蔬菜；适量吃水果，但不要贪多；不吃油炸、油煎、糖醋、油焖食物。

169. 胰岛素抵抗及糖耐量异常需要补充膳食纤维吗？

膳食纤维是植物中不能被人体消化吸收的物质，具有增加饱腹感、改善便秘、降低血脂、减少血糖波动的作用。建议胰岛素抵抗及糖耐量异常患者每日膳食纤维摄入量达到 25 ～ 35 g/d。膳食纤维主要来源于以下几种食物。

（1）全谷物、杂豆类、薯类，如糙米、全麦、小米、玉米、藜麦、燕麦、鹰嘴豆、红豆、绿豆等。

（2）新鲜蔬菜水果。蔬菜中膳食纤维含量为 1% ～ 5%，菌菇类优势尤为明显。石榴、桑葚、猕猴桃等膳食纤维含量丰富，但由于水果含糖量高，进食应适量，建议每日摄入水果 200 ～ 300 g。

当然，膳食纤维摄入不是越多越好，过量的膳食纤维不仅影响钙、铁等微量元素吸收，还可能引起腹胀、腹痛等不适，所以应合理补充膳食纤维，盲目补充会过犹不及。

170. 改善胰岛素抵抗和糖耐量异常的"红绿灯"饮食法是什么?

合理的饮食控制是改善胰岛素抵抗的重要措施之一,日常生活中可参考"红绿灯"饮食法选择更健康的食物——多吃绿灯食物,控制黄灯食物,少吃红灯食物。

胰岛素抵抗和糖耐量异常人群"红绿灯"饮食

绿灯食物	**全谷物:** 玉米、燕麦、藜麦、黑米、杂粮/杂豆粥、杂粮饭等
	新鲜蔬菜: 白菜、油麦菜、空心菜、生菜、芹菜等绿叶蔬菜 香菇、金针菇、木耳、蘑菇、海带、紫菜等菌藻类 萝卜、竹笋、魔芋等根茎类蔬菜
	豆类及其制品: 黄豆、豆角、绿豆、扁豆、豆腐、不加糖的豆腐脑、豆花、无糖豆浆等
	水果: 桃子、苹果、猕猴桃、葡萄、樱桃、杏、李子、桔子、橙子、柚子等
	奶类: 纯牛奶、低脂奶、脱脂奶、低脂乳酪、无糖酸奶等
黄灯食物	**全谷物加工食物:** 全麦面包、意大利面、蒸土豆、水饺、包子等
	肉类: 去皮鸡肉、鸭肉,鱼虾和贝类海鲜
	水果类: 芒果、西瓜、菠萝、哈密瓜、荔枝、香蕉、鲜桂圆等
	蛋类: 鸡蛋、鹌鹑蛋、鸽子蛋等
	坚果: 瓜子、花生、碧根果、核桃、开心果等

续表

红灯食物	**精米白面类：** 白饭、馒头、油条、糍粑、糯米饭、白面包等
	肉类： 肥肉、脑、猪头肉、鸡（鸭、鹅）皮等
	水果类： 榴莲、菠萝蜜、椰子、冬枣、干大枣、干桂圆、葡萄干等
	高糖零食类： 甜品、饼干、糕点、果脯蜜饯、糖果、甜饮料、果汁、甜巧克力、冰激淋等

171. 什么是升糖指数、血糖负荷？

血糖生成指数（glycaemic index，GI）又称为升糖指数，是衡量食物引起餐后血糖升高速度的指标。GI < 55 的食物为低 GI 食物；GI 在 55 ～ 70 时，为中等 GI 食物；而 GI > 70 为高 GI 食物。高 GI 食物进入胃肠道后消化快、吸收率高，葡萄糖释放快，葡萄糖进入血液后峰值高；而低 GI 食物在胃肠道中停留时间长、吸收率低，葡萄糖释放缓慢，葡萄糖进入血液后的峰值低且下降速度慢。因此低 GI 食物更符合控糖要"稳"的原则，应该尽量选择 GI 值较低的食物。

血糖负荷（glycemic load，GL）是用来评估摄入一定量某种食物对人体血糖影响的幅度。GL < 10 为低血糖负荷食物；GL 在 10 ～ 20 时，为中血糖负荷食物；而 GL > 20 为高血糖负荷食物。

GL 作为 GI 的"升级版"，是将摄入食物的 GI 值与其摄入量相结合来考虑血糖的综合效应，GL=GI × 100 g 食物中实际可利用碳水化合物含量。与 GI 相比，GL 更加全面。GI 是固定值，而 GL 是变动值，其随食物摄入量（碳水化合物／淀粉含量）而变化。高 GI 食物由于摄入量少可能

GL 低，反过来说，低 GI 食物如果摄入量过多，GL 也可能会高。所以，评估食物对血糖波动影响的大小，要把 GI、GL 综合起来考虑。

172. 常见的低升糖指数食物有哪些?

一般来说，加工方式越简单、膳食纤维含量越高、脂肪含量越低、糊化程度越低的食物血糖生成指数越低，常见的低升糖指数食物如下表所示。

低升糖指数食物

主食类	粗粮：小米、糙米、藜麦、全麦、燕麦、荞麦等 杂豆：红豆、黑豆、绿豆等
蔬菜类	叶类蔬菜：菠菜、生菜、芥菜、茼蒿、油麦菜、小白菜等 瓜茄类蔬菜：冬瓜、黄瓜、番茄、苦瓜、茄子、青椒等 菌菇类：香菇、金针菇、平菇、口蘑、银耳、海带等
水果类	西梅、苹果、梨、橙子、桃子、柚子、草莓、樱桃、金橘
奶类及其制品	纯牛奶、鲜牛奶、低脂牛奶、脱脂牛奶、无糖酸奶
豆类及其制品	大豆、无糖豆浆、南豆腐/北豆腐、豆花
肉蛋类	瘦猪肉/牛肉/羊肉、鱼虾、去皮鸡（鸭）肉、鸡蛋、贝类海鲜等

173. 不吃晚餐对血糖更好吗?

不一定。

间歇性禁食是指按照一定规律在规定时期内禁食，如经典的"168"饮食法，就是将吃东西的时间限制在 8 小时内，而其余 16 小时内不吃东西，这样看来"不吃晚餐"本质上属于间歇性禁食的一种。不少研究表明，短期内的间歇性禁食对于改善超重或肥胖人群的空腹血糖及餐后糖耐量是有效的，也有助于控制体重，进而发挥改善胰岛素抵抗的作用。但要注意的是，进行间歇性禁食时仍要以均衡饮食为前提，从而避免因禁食时间太长导致低血糖等不良后果，因此开始间歇性进食前一定要先咨询专业的营养师，在专业指导下进行。

174. 吃面食容易升血糖，这个观点对吗？

这个观点不全面，科学食用面食则不会升糖。科学食用面食内容如下。

（1）选择合适的面食：粗细搭配，可以在面粉中加入杂粮、豆类做成杂粮馒头、杂粮面包或杂粮面条等，但要注意加入量不要过少，成了点缀，建议粗细比例达到1/3～1/2。另外，也不建议全部换成粗粮，一方面可能会引起腹胀、消化不良；另一方面还可能影响其他营养物质的吸收，长此以往可能引起营养不良。

（2）注意面食中的调味品：在制作或购买杂粮面食时，要注意面食里加入的白砂糖、红糖、油脂等调味料，这些对血糖的影响也很大。

（3）加工烹饪方式有讲究：面食加工得越精细、烹饪的越软烂，胃肠道吸收速度就越快，餐后血糖升高的就越快越明显；相反，粗加工的面食，对餐后血糖影响较小，更有利于控糖。因此，在制作面食时"偷点懒"，不要煮太长时间或做太烂。

> **小贴士**
>
> 在煮面时，可以先把面条加热到半熟，然后捞出放入冷水中直至冷却。冷透后再继续煮。这样煮出来的面条口感Q弹，且不容易煮烂。同时这个过程对淀粉进行了"韧化处理"，淀粉分子发生重排，质地更为紧密，消化速度减缓。

175. 沥米饭对控糖有没有效果?

作用不大。

沥米饭滤掉的米汤里含有的淀粉很少,对降低餐后血糖没有太大的作用。沥米饭优点有限,缺点却很明显:丢掉了大部分的水溶性维生素,尤其是 B 族维生素,谷类是膳食中 B 族维生素的重要来源,长期吃沥米饭容易导致 B 族维生素的缺乏。

176. 只吃蔬菜能控制血糖吗?

蔬菜富含膳食纤维,能延缓葡萄糖的消化和吸收,有助于平稳血糖。但蔬菜种类繁多,不同蔬菜中碳水化合物／淀粉含量区别较大,升糖效果也随之变化。根茎类和鲜豆类蔬菜因富含淀粉,升糖指数通常偏高,不应作为主食吃,如土豆、莲藕、山药、南瓜等。叶类和瓜类蔬菜中的碳水化合物含量较低,进食后不易引起血糖升高。此外,不同的烹调方式对升糖效果也有影响,如制成泥糊状的土豆泥、使用浓肉汤烹煮或油炒后的蔬菜,均会导致血糖升高,所以一般建议使用水煮、凉拌、少油清炒等方式烹调蔬菜。

177. 减重或控糖的人哪些甜味食物可以吃?

甜味主要来源于天然甜味糖(蔗糖、果糖、葡萄糖、麦芽糖)、糖醇(麦芽糖醇、木糖醇、山梨糖醇、赤藓糖醇等)和低聚糖(聚果糖、低聚木糖、低聚异麦芽糖等)等,减重期和需控糖的患者经常会渴望进食一些甜味食物，此时可以选择以下几种甜味食物。

（1）低 GI 水果，如柚子、橘子、橙子、梨、苹果、桃子等。水果中虽含有糖分，但同时富含膳食纤维和抗氧化物质，膳食纤维具有减缓血糖波动、平稳血糖的作用。

（2）奶类，包括纯牛奶、低脂牛奶、脱脂牛奶、无糖酸奶等。

（3）带有甜味的粗粮、杂粮和蔬菜，如土豆、芋头、红薯、南瓜等。

（4）含有甜味剂的食品：低热量或无热量的甜味剂，作为糖的替代品，让我们在享受甜味的同时，不必担心能量摄入过多而发胖或血糖波动。但含有甜味剂的食品并非理想的健康食品，应尽量控制摄入量。

需要强调，在食用以上甜味食物时，一定要注意进食量，进食过多会对体重和血糖产生不好的影响。

178. 如何选择合适的零食？

对于超重或肥胖和血糖异常者，合理加餐或适当吃零食可以帮助减轻饥饿感、控制能量摄入，从而达到减重和维持血糖平稳的目的。加餐零食尽量选择天然、加工程度低的食物，应注意选择种类和进食量。宜选如下零食。

（1）奶类及大豆类：可选择纯牛奶、鲜牛奶、低糖／无糖酸奶、无糖豆浆，每天总量 300～500 mL；

（2）新鲜蔬菜水果：蔬菜优选深色蔬菜，每天 300～500 g；水果优选低糖水果，每天 200～350 g；

（3）原味坚果：无额外添加的核桃、巴旦木、榛子等，每天可以吃10～15 g。

（4）粗粮、杂粮：全麦面包、燕麦片、低 GI 饼干，以及蒸水果、玉米／红薯／土豆／芋头／山药、无糖银耳汤等。

不宜选的零食：各种加工的小零食和甜品，如糖果、果脯、加工肉制品、蛋糕、奶油面包、各类糕点、油炸小吃（如炸鸡、薯片、炸土豆）等。

179. 血脂高时该如何选择主食？

首先是多吃粗粮、杂粮，少吃或不吃含油、盐、糖的主食，如油条、麻圆、花卷、葱油饼、手抓饼等；其次是建议粗粮、杂粮占主食的 $1/3 \sim 1/2$。对于不太习惯吃粗粮、杂粮的人来说，可以先和大米、白面混在一起食用，从少到多，循序渐进地添加，让胃肠道逐渐适应。

180. 血脂高时该如何选择肉类？

（1）优选肉类：鱼、虾等水产，去皮鸡肉、鸭肉、鹅肉等禽肉，这些肉类富含优质蛋白质，脂肪含量低，易消化吸收。深海鱼类还富含二十碳五烯酸（EPA）和二十二碳六烯酸（DHA），具有降血脂的作用。

（2）适量吃红肉：瘦牛肉、瘦猪肉、瘦羊肉。红肉富含血红素铁，人体对其吸收利用率高，红肉是日常饮食中铁的优质来源。需要注意的是，不同的肉类营养成分各不相同，合理搭配着吃才能获得更加全面的营养。

（3）不建议选择的肉类：①肥肉、肉皮、动物内脏，其能量、脂肪含量高，容易引起脂肪堆积、体重增加，加重血脂异常。②加工肉类制品：经过腌制、烟熏等工艺制作的肉类，如腊肉、香肠、火腿肠等，这类肉制品高热量、高脂肪、高钠，吃太多会增加肾脏负担，导致肥胖及心脑血管疾病。另外，肉在烟熏、腌制等加工过程中易产生致癌物质，过多摄入会增加患癌风险。

常见肉类食品的能量、蛋白质、脂肪和胆固醇含量（以 100 g 可食部计）

	能量（kcal）	蛋白质（g）	脂肪（g）	胆固醇（mg）
鸡胸脯肉	118	24.6	1.9	65
鸡腿	146	20.2	7.2	99
猪肉（瘦）	143	20.3	6.2	81
猪五花肉	349	7.7	35.3	98
猪皮	363	27.4	28.1	100
猪肥肉	807	2.4	88.6	109
牛肉（里脊肉）	107	22.2	0.9	63
牛肉（肋条）	123	18.6	5.4	71
牛腩	332	17.1	29.3	44
基围虾	101	18.2	1.4	181
鲈鱼	105	18.6	3.4	86
腊肉	498	11.8	48.8	123
香肠	508	24.1	40.7	82

数据来源：中国食物成分表（标准版/第 6 版/第 2 册）。

181. 血脂高可以喝肉汤吗？

最好不喝。

经过几个小时熬煮的肉汤，其主要成分是脂肪、嘌呤，经常喝会使血脂、尿酸进一步升高。可以喝一些蔬菜汤、蛋花汤、豆腐汤、杂粮粥等。煮汤时要注意少放盐、油等调料。

182. 血脂高如何选择烹调油？

优选植物油，如核桃油、亚麻籽油、橄榄油、菜籽油、大豆油、花生油等，这些植物油富含不饱和脂肪酸，有利于降低血脂水平。不同植物油的营养成分不同，建议多种植物油换着吃，以获得更加全面的营养。尽量少选动物油脂，如猪油、牛油等，其饱和脂肪酸含量高。

除合理选择油的种类外，还要控制油的用量，每天摄入油量最好不超过 20 g。多采用蒸、煮、炖、焯、烩等清淡少油的烹饪方式。

183. 血脂高还能吃蛋类吗？

可以，但需注意以下几点。

（1）适当限制蛋黄的量：蛋类的胆固醇主要集中在蛋黄，但不饱和脂肪酸、磷脂、维生素、矿物质等"好"的营养素，也主要在蛋黄里。因此，普通人群吃蛋时不要丢弃蛋黄，每天 1～2 个即可。如果血清胆固醇增高，则需要适当减少蛋黄摄入。

（2）注意烹饪方式：建议吃水煮蛋、蒸蛋、荷包蛋，不吃煎蛋、油炸蛋。

（3）吃新鲜的蛋，不吃或少吃加工蛋制品：皮蛋、咸蛋等蛋制品常加有大量的调味料，钠含量较高，应尽量不吃或少吃。

184. 血脂高时如何选择奶制品？

建议血脂高者选择不额外添加糖的低脂牛奶、脱脂牛奶／奶粉，每天喝 300～500 mL。相比于全脂牛奶，低脂牛奶和脱脂牛奶脂肪含量低，同时保留了牛奶的其他营养成分。

尽量不要吃含有较多胆固醇及饱和脂肪酸的奶酪、奶油、黄油、炼乳等奶制品。

185. 血脂高如何选择水果?

水果是维生素、矿物质、膳食纤维和植物化学物的重要来源,但其糖含量也高,长期大量摄入可导致血中甘油三酯升高,加重血脂异常,因此水果应适量吃,成年人每天吃水果 200～350 g 即可。优先选择果糖含量低的水果,如草莓、樱桃、桃子、李子、柚子、柑橘、西瓜等。不宜多吃果糖含量高的水果,如荔枝、桂圆、提子、柿子、石榴、榴莲、菠萝蜜、无花果等。果汁、果脯、干果、水果罐头等加工水果制品含糖量较高,维生素损失多,不能代替新鲜水果,应尽量不吃或少吃。

186. 血脂高时如何选择坚果?

坚果脂肪含量较高,但大部分是不饱和脂肪,还含有丰富的蛋白质、膳食纤维、维生素 E 和 B 族维生素。适量吃一些原味坚果有助于改善血脂异常,每天 10～15 g,如 2 个核桃,或 8 颗巴旦木,或 7 颗腰果等。

但是,加盐或糖调味的坚果、油炸坚果尽量不吃,会导致摄入过多的糖、盐和油脂,不利于体重和血脂控制。同时要注意,不要吃发霉、有不新鲜油脂味道等过保质期坚果。

187. 超重或肥胖、血糖或血脂高还能喝饮料吗? 如何选择饮料?

可以喝饮料,但是要注意饮料的种类和量。饮料一般分为酒精饮料和非酒精饮料。非酒精饮料包括水、茶、咖啡、果蔬汁、碳酸饮料、含乳饮料等。

对于超重或肥胖、血糖或血脂异常者，优先选择白开水、淡茶水，无糖豆浆、无糖苏打水等也可以喝。尽量不喝含糖和甜味剂的饮料，如含糖果汁、可乐、奶茶等；蜂蜜、浓茶、浓咖啡也要少喝。市面上常见的碳酸饮料、果汁、乳饮料、茶饮料、运动饮料等大多有添加糖份，含量为 4 ~ 13 g/100 mL。

尽量不喝酒，本身有喝酒习惯的人要控制饮酒量，少喝烈性酒。建议成年人一天最大饮酒的酒精量不超过 15 g。未成年人、孕妇、哺乳期不可以喝酒。

含有 15g 酒精的不同酒量

类型	啤酒 （4% 计）	葡萄酒 （12% 计）	白酒 （38% 计）	高度白酒 （52% 计）
含15 g酒精的量（mL）	450	150	50	30

数据来源：中国居民膳食指南（2022）。

188. 如何做到少油少盐，科学烹调？

烹调方式对食物的营养价值具有十分重要的影响，合理的烹调方式不仅可以消除食品安全隐患、改善食物风味，同时还可以提高食物的消化吸收率。健康烹调不仅应尽量减少营养素的损失，还应该避免加入过多的油、盐、糖等成分，以预防肥胖和各种慢性疾病的发生。成年人应全天摄入食盐不超过 5 g，烹调油 25 ~ 30 g。多选择清蒸、炖煮、无油烤制、凉拌、清炒等烹调方式，减少油及盐的摄入，还可以选择柠檬、洋葱、花椒、薄荷等天然调味料，减盐减油不减味。同时，可以借助微波炉、电饭煲、电压力锅、真空低温烹调机……这些新型烹饪工具，让厨房小白也能快速上手，使得做饭变得快捷方便，不仅油烟释放少了，还能减少油的食用以及高温所引起的致癌物产生。

注意日常生活中的"隐形盐"

　　"隐形盐"是指酱油、酱类、咸菜，以及高盐食品中看不见的盐。一些食品食用量很少，确占成年人全天钠摄入量的 1/3，如 10 mL 酱油（1.6 ~ 1.7 g 盐）、10 g 豆瓣酱（1.5 g 盐）、一小袋 15 g 榨菜（1.5 g 盐）、20 g 一块的腐乳（1.5 g 盐）。

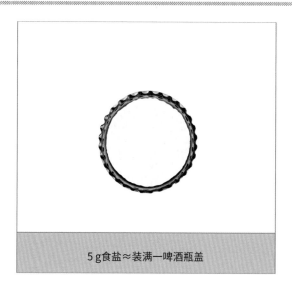

5 g食盐≈装满一啤酒瓶盖

第六章

运动篇

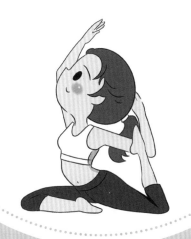

189. 运动对多囊卵巢综合征患者有什么好处？

运动为多囊卵巢综合征患者带来多方面的好处。首先，对于体重超重或肥胖的多囊卵巢综合征患者，运动可以控制体重、促进激素正常分泌。其次，多囊卵巢综合征常伴随胰岛素抵抗等代谢紊乱，适宜运动可以增强身体对胰岛素的敏感性、纠正代谢障碍。此外，多囊卵巢综合征可能引发情绪波动、抑郁和焦虑等不良情绪，运动可协助释放内啡肽，有助于舒缓情绪、改善心理健康。

190. 运动前需要做什么样的热身运动？需要热身多久？

在开始运动前进行 10 ～ 15 分钟的热身，可协助提高身体柔韧性，促进血液循环，预防运动伤害。常见的热身运动包括：①轻松走或慢跑：轻松的步行或慢跑，持续 5 ～ 10 分钟，逐渐加快速度，以提高心率；②关节活动：旋转手腕、肘部、肩膀、颈部、髋部、膝盖和脚踝，每个部位旋转 10 ～ 15 次；③轻松伸展：针对大肌群，如腿部、背部、肩膀和手臂进行伸展，每个动作持续 15 ～ 30 秒。

注意：热身应根据即将进行的运动类型进行调整。例如，如果你即将进行力量训练，那么肌肉活化练习，如蹲跳或小幅度的举重可以作为热身运动。热身运动应循序渐进，避免突然的剧烈运动，若热身时出现疼痛或不适，应立即停止运动并咨询专家。

191. 医生建议做有氧运动，什么样的运动 是有氧运动？

　　有氧运动主要依赖身体的氧气摄取和消耗来产生能量，特点是持续、中等强度，并且能够维持一定时间。常见的有氧运动包括：①步行或快走，这是最基本也是最容易实施的有氧运动，适合所有年龄和健康状况的人；②慢跑或跑步，可以根据个人的体能和喜好，在室外（如公园、跑道）或室内（如跑步机上）均可进行；③自行车骑行，可以是户外骑行，也可以是在室内骑动感单车；④游泳，低冲击力的运动适合关节敏感或存在关节问题的人；⑤舞蹈，如有氧舞蹈、爵士舞或拉丁舞；⑥有氧健身操，如健身房的团体课程等；⑦爬山，爬山是一项极佳的有氧运动，运动的同时可以与大自然亲密接触、放松身心。

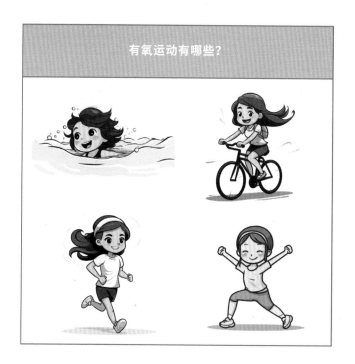

有氧运动有哪些？

192. 体重正常的多囊卵巢综合征患者，还需要运动吗？

即使体重正常，多囊卵巢综合征患者仍然可以从运动中受益，运动可以改善多囊卵巢综合征患者的代谢障碍、性激素紊乱，缓解压力和不良情绪，促进睡眠。

体重正常的多囊卵巢综合征患者可以选择以下运动：①有氧运动：如步行、慢跑、游泳或自行车骑行。有氧运动可以增强心肺功能。②力量训练：如使用哑铃、杠铃或阻力带进行的训练，可以增加肌肉质量、提高基础代谢率。③柔韧性和平衡训练：如瑜伽和普拉提，这可以帮助放松身体，增强核心肌肉，并提高身体柔韧性。

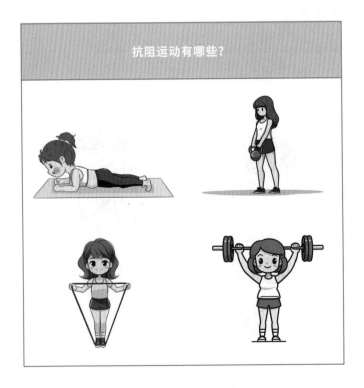

抗阻运动有哪些？

193. 对于超重的多囊卵巢综合征患者，什么运动能最快减重？

对于超重／肥胖的多囊卵巢综合征患者，选择对关节压力较小且能够有效燃烧卡路里的运动是关键，而渐进式增加运动强度并持续锻炼是最佳的策略。推荐以下几种运动：①游泳：水中运动对关节的冲击小，同时能够提供全身锻炼，有效燃烧卡路里；②快走：与跑步相比，快走对关节的冲击更小，仍能有效燃烧卡路里；③椭圆机训练：这是一种低冲击的有氧运动，能够同时锻炼上半身和下半身；④室内自行车：动感单车课程或平稳的骑行都能够提供出色的有氧锻炼；⑤力量训练：可以增加肌肉质量、提高基础代谢率，在休息时燃烧更多的卡路里，可以考虑使用哑铃、杠铃或阻力带进行训练。

减重的关键是长期坚持并结合合理的饮食，而不仅仅是单纯选择哪种运动。

194. 减重越快越好吗？

减重并非越快越好。

减重速度越快，丢失的体重中水和肌肉的比例则越大，脂肪的比例越低。同时，体内分解代谢的废物需经过肝脏代谢后并由肾脏排出，所以短时间内快速减重会使肝肾的代谢压力增加，不利于健康。

在减重过程中不能盲目追求体重"数字"的快速下降，每月体重减少2～4 kg，6 个月内减少初始体重的 5%～10% 是合适的，同时要结合人体成分检测分析肌肉、脂肪的变化情况。

195. 为了减重，每天走路上下班将近 1 小时，为什么医生说我没有运动？

"医生说我没有运动"其实是指步行上下班的运动强度太低。若以减重为目的，在运动时长、运动频率不变的情况下，中、高强度的运动对控制体重更有帮助。可以通过运动时的心率／呼吸／自我感觉来判断运动强度，通过心率来判断。

目标心率判断公式

目标心率 ＝（220 － 年龄 － 静息心率）× 期望强度 ＋ 静息心率

注："目标百分比"是指低等强度、中等强度、高等强度 3 种不同运动强度对应的百分比，如低等强度对应的百分比是 30%～39%；中等强度对应的是 40%～59%，高等强度对应的是 60% 以上。

（1）低强度运动：做起来感觉很轻松到尚且轻松，运动时心率维持在"（220 － 年龄 － 静息心率）×（30%～39%）＋ 静息心率"范围内，运动方式有步行、打太极拳等。

（2）中等强度运动：做起来感觉尚且轻松到有些吃力，运动时心率维持在"（220 － 年龄 － 静息心率）×（40%～59%）＋ 静息心率"范围内，运动方式有快走、慢跑、慢的游泳、娱乐性质的打球等。

（3）高强度运动：做起来感觉有些吃力到很吃力，运动时心率维持在"（220 － 年龄 － 静息心率）×（＞60%）＋ 静息心率"范围内，运动方式有快步、越野滑雪、比赛性质的打球等。

例如：20岁女性、静息心率70次/分，运动时心率维持在109～121次/分，则是低强度运动，计算方法如下。

[（220 － 20 － 70）× 30% ＋ 70] ＝ 109次/分

[（220 － 20 － 70）× 39% ＋ 70] ≈ 121次/分

196. 既然运动有好处，是不是运动强度越大越好呢？

运动强度并不是越大越好，盲目提高运动强度对健康并没有好处。

运动强度过大可能造成肌肉、关节损伤，还可能造成身体其他伤害。适合自己的运动强度才是最佳强度，如果想增强运动效果，可以在适合自己的运动强度下适当增加运动频率和运动时长。

197. 多囊卵巢综合征患者每周运动几次合适？

没有标准答案，适合自己的运动频率即可。

可以遵循 WHO 推荐的运动量进行每周至少 150 ～ 300 分钟中等强度有氧运动（如快走、慢跑、慢的游泳、娱乐性的打球等），或每周至少 75 ～ 150 分钟高强度有氧运动（如快步、越野滑雪、比赛性质的打球等），也可选择等量的中等强度和高强度有氧运动的组合。

198. 多囊卵巢综合征患者，每天工作时间 10 小时左右，如何安排运动时间？

多囊卵巢综合征患者建议加强运动，每周至少进行 150 ～ 300 分钟的中等强度有氧运动，如快走、慢跑、慢的游泳、娱乐性质的打球等，或 75 ～ 150 分钟高强度有氧运动，如快走、越野滑雪、比赛性质的打球等。

如果平时工作时间长，没有专门的时间运动，可以将一部分运动目标分散到日常活动中，如工作日上下班途中进行快走运动，周末进行中等或高等强度的有氧运动。

199. 每周只有 1 天有空，应该怎么运动？

不建议周末或者某一天剧烈活动。在实施运动干预上，运动与服药类似，不能一次把一周的药都吃了。鼓励高频、短时运动来解决时间不足的问题。可以将每周的运动目标拆解到日常活动中，如工作日上下班途中进行快走、慢跑运动，工作间隙进行一些短时的运动，如工间操、爬楼梯等。如果只有一天空闲可以运动，建议进行一些中等强度或高强度的有氧运动，并适当延长运动时间。

200. 平时没有运动习惯，该如何开始我的运动呢？

对于平时没有运动习惯的患者来说，运动安全非常重要，因此需要先进行运动相关危险因素筛查，危险因素筛查的内容繁多，包括个人与家族病史、血压、血脂、肥胖、生活习惯和各项身体状况等。通常情况下这些资料和检查由医生或运动处方师等相关人员收集，并根据筛查结果进行分类，分为低风险、中风险和高风险 3 个风险等级。

（1）低风险：可以直接开始渐进的有氧运动，如快走、轻松跑步、瑜伽或广场舞。

（2）中风险：在开始运动之前，建议先咨询医生或运动处方师。可以选择低强度、低冲击力的运动，如游泳或骑自行车，并注意运动过程中的身体反应。

（3）高风险：必须在运动计划之前咨询医生或运动处方师，进行专业的运动测试后，在医生或运动处方师的指导下进行运动。

总之，开始运动的关键是循序渐进，不要太过于激进。应从简单易行的运动开始，随着体能的增加，逐渐增加运动的强度和时间。

201. 运动时出现了不适，应该怎么办？

在运动过程中感到的不适是身体发出的警告信号，需要采取措施来避免或减少可能出现的伤害和并发症。

建议采取下述方式来应对运动中的不适：①换种运动方式：如果对当下的运动形式感到不适，可以尝试其他低冲击力的运动。例如，长时间跑步造成膝关节疼痛，可以更换为对关节压力较小的运动，如游泳或骑自行车等。②降低运动强度：不需要每次运动都是以高强度完成，如果在中、高强度运动中感到呼吸困难、心跳过快或有其他不适，考虑将运动强度适当降低。如从跑步转为快走进行有氧运动，或在健身房选择更轻的重量进行抗阻运动。③减少运动时间：如果在运动中感到体力透支或过于疲劳，那么应该适当缩短运动时间。对于刚开始运动或长时间未运动的人，每次可运动 15 ～ 20 分钟，待身体适应后逐渐增加时间。④寻求专业帮助：如果在运动中出现持续或严重的疼痛、晕眩、呼吸困难或其他严重的不适症状，应立即停止运动并寻求医生的意见。⑤最好在开始新的运动计划前，咨询医生或运动处方师，有计划地开始运动，尽量避免运动中出现不适。

总之，运动过程中应时刻留意身体的反应，并根据需要调整运动方式、运动强度和运动时间，保证运动是安全、有效的。

202. 什么情况下应该停止运动?

以下情况应该酌情停止运动:①对于多囊卵巢综合征患者,经过专业医生或运动处方师筛查后,发现身体处于运动高风险因素时,应该停止运动并寻求专业意见。如果伴随严重的心血管疾病、未控制的高血压、某些类型的心律不齐等情况,建议停止运动。②已经开始运动,但是在运动中发现以下等不适情况,应该立即停止运动:剧烈疼痛(如关节疼痛、肌肉疼痛、胸部不适等)、呼吸困难(运动时呼吸会变快,如果感觉难以呼吸或呼吸急促时应停止运动)、头晕或昏厥(可能是血压下降或脱水的迹象)、过度疲劳(感到身体透支或筋疲力尽、心率升高或注意力无法集中)、发热(如遇流感等情况时,身体机能减弱,继续运动可能有猝死风险)。③孕期是女性生命中特殊且关键的时期,如果多囊卵巢综合征患者发现怀孕,在不清楚自身情况和目前运动是否安全的情况下,应该先停止运动。在经过专业医生检查和运动处方师的咨询后,可逐步恢复运动。孕期应该避免剧烈的跳跃、翻转或可能导致腹部受伤的运动。

203. 按照医生的建议运动了,但体重没有下降?

如果想减重,需要创建一个"能量缺口",即消耗的热量要多于摄入的热量。运动确实是减重的一种方法,但是如果摄入的热量超过消耗的热量,体重则不会下降。以下因素都可能导致您合理运动了但体重没有下降:①饮食:即使每天锻炼,但如果饮食习惯不健康(如过量摄入高糖或高脂肪的食物)也会影响减重效果;②生活方式:缺乏睡眠、长时间压力和静坐少动的行为习惯都可能导致体重增加或体重难以减轻;③多囊卵巢综合征患者的内分泌紊乱和胰岛素敏感性，都会阻碍体重管理，因此多囊卵巢综合征患者可能需要付出更多的努力才能达到效果。

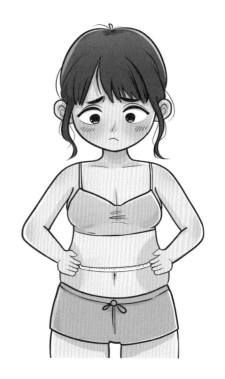

体重并不是衡量健康或肥胖的唯一标准。运动过程中，可能增加了肌肉质量，而单位体积肌肉比脂肪重。因此，运动已经帮助您增肌减脂，可能在体重上不会出现明显的降低，但身体构成可能已经发生了积极的变化。

总之，不要仅仅依赖体重数字来评价健康或减重效果，还应关注其他的健康指标（如体脂百分比、心率或心肺功能等），并积极寻求医生、运动处方师、营养师和心理咨询师的帮助，从而持续管理身心健康。

204. 3 个月运动减了 20 斤，但后来体重又反弹了，如何不再反弹？

想要避免体重反弹并维持理想的体重，我们需要对运动和生活习惯进行持续的管理。维持体重需要的是持续性的自律，而不仅仅是达到一次性目标的努力。其实不仅是多囊卵巢综合征人群，对于大多数超重人群而言，都会面临减重反弹的问题，特别是很多人在经历了快速的体重减少之后，认为已经达到了目标，从而停止运动和保持良好的生活习惯。

可以通过以下方式保持体重不反弹：①保持运动习惯：将运动看作是一种生活方式，而不仅仅是达到短期目标的手段。在达到目标体重后，长期计划每周固定的运动时间，确保其可持续性。②多样化运动：单一枯燥的有氧运动会让大多数人失去对运动的兴趣。尝试不同类型的运动可以提高兴趣，避免单一运动形式导致的厌倦感。③设置新目标：不要仅仅将减重作为唯一目标。尝试设立新的目标，如增加肌肉、提高耐力或参与某项新的体育运动。④生活习惯的调整：建议摄入充足但健康的食物，保持膳食的平衡和多样性。吃得太少可能会导致代谢率下降或报复性饮食，从而增加体重反弹的风险。⑤避免情绪化进食：学会识别和处理导致过度进食的情绪，尝试通过运动、心理咨询等更健康的方式舒缓不良情绪。⑥积极的心理建设：认识到体重管理是一个长期的过程，并不总是一帆风顺的。要正视自己遇到的困难，不要灰心，持续调整并坚持。可以寻求家人、朋友或运动健身小组的支持和帮助。

小贴士

这里说的反弹是指体重快速明显增加，甚至超过原来的体重，1 ~ 1.5 kg 的小幅波动是正常的。

205. 听说跳绳、游泳、跑步减重快，如何安排这些运动项目及其运动顺序？

其实没有哪一种运动方式减重会比其他运动方式快。

减重不是由运动这一单一因素影响的，更不是由运动方式来决定的。有些运动通常强度比其他运动更高，如跑步的运动强度大于走路，在同样的运动时间内跑步会消耗更多的能量，当能量消耗更多时，我们认为减重可能是更有效的。但能量消耗不单取决于运动强度，也与运动频率和运动时间有关系，而且同一运动方式的运动强度是可调的，如跑步，我们可以通过调整跑步的速度和坡度来调整运动强度。因此，在选择运动方式时最好根据自身身体状况和兴趣爱好选择，循序渐进，从强度较低且相对简单的运动开始。

206. 膝关节不好，如何进行减重运动呢？

对于有关节不适甚至是关节疾病的人群应选择对相应关节负荷较小的运动方式，如自行车、游泳（蛙泳除外，蛙泳会进行大量蹬腿动作，对膝关节负荷较大）等运动方式。同时在运动过程中应避免对膝关节负荷过大的动作，如负重下的过度屈伸和旋转。运动过程中出现持续不适应及时停止运动并咨询专业人员。

207. 多囊卵巢综合征患者备孕期间适合做什么运动？

多囊卵巢综合征患者备孕期间建议做中等强度运动，应注意避免长时间剧烈运动，每周高强度运动应在300分钟以内。具体方式应结合自身兴趣，如跑步、游泳、瑜伽、球类运动等，力量训练课包括加强腰腹核心肌群训练及盆底肌训练，这些肌肉对以后怀孕、分娩及产后康复都是有益的。

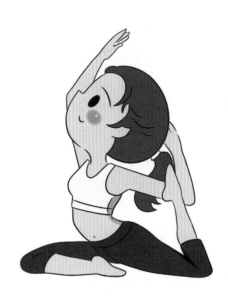

208. 多囊卵巢综合征患者一直坚持运动，现在怀孕了，还可以运动吗？

怀孕了也是可以继续运动的。

孕期适宜的运动有助于多囊卵巢综合征孕妇控制体重，防止体重增长过快和胰岛素抵抗，降低妊娠期糖尿病、妊娠期高血压等并发症的风险。WHO 和《健康中国行动（2019—2030 年）》也建议孕期可在专业人士指导下进行适当运动。妊娠期运动应注意强度不宜过大（运动时能够进行正常对话即为合适强度），不建议进行仰卧、剧烈的跳跃、翻转或可能导致腹部受伤的运动。运动前后测量心率、血压、血糖，确保在安全范围。可使用穿戴设备进行自我管理，当出现不适时应立即停止运动。

有以下情况的孕妇应禁止运动：严重的心脏或呼吸系统疾病、未控制的高血压、先兆早产、宫颈机能不全、前置胎盘、胎膜破裂、重度贫血等。

第七章

心理篇

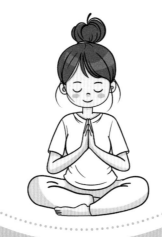

209. 因被诊断为多囊卵巢综合征，网上查阅资料后感到寝食难安。

初次得知自己患有多囊卵巢综合征并因此感到紧张和惴惴不安是很正常的情绪反应，上网查资料是很常见的自我保护模式，短暂的饮食不佳和睡眠失调也是可以理解的。但是，我们要学会自我调节压力，理性对待网上的信息，网上的信息仅可作为参考，应及时寻求妇科医生的意见，有针对性地辨别自己的症状，相信医生为您提供的个体化诊断和治疗方案，会帮助您更好地管理这个疾病。

210. 如何与多囊卵巢综合征和平共处？

多囊卵巢综合征是一种复杂的妇科内分泌疾病，疾病治疗时间漫长，需要做好长期"作战"的准备，这个过程中，也可能会出现焦虑、抑郁等不良情绪。学会有效地管理压力，如通过深呼吸、冥想、瑜伽、运动等方式来放松身心，有助于减轻压力和焦虑，改善情绪状态，与多囊卵巢综合征和平共处。若焦虑或抑郁严重影响日常生活、工作或学习，也可以考虑咨询心理或精神科医生，获得专业的情绪支持或医疗建议。

211. 患多囊卵巢综合征后心情不佳，干活提不起劲，网上自评量表提示可能存在焦虑/抑郁。

患多囊卵巢综合征后，会伴有心情不佳、精力下降、动力缺乏，通过心理测评自测现状是不错的行为。但是自评量表结果只能作为参考，量表提示可能存在焦虑／抑郁情绪，不能作为抑郁症／焦虑症的诊断依据。焦虑症和抑郁症都属于精神障碍，其诊断主要依靠专业精神科医生的评估。若自行评定焦虑／抑郁，可选择贝克焦虑自评量表、宗氏焦虑自评量表、贝克抑郁自评量表、宗氏抑郁自评量表等专业自评量表，当自评分数较高，且自己存在严重的情绪困扰，影响生活、工作和人际关系时，应该寻求心理医生、精神科医生等专业人士进行诊断和治疗。

212. 得知患多囊卵巢综合征后，感觉自己太胖且丑，不喜出门。

多囊卵巢综合征导致体重增加、体型变化，这也是疾病最常见的临床表现之一，需要用平和的心态面对这种改变。首先，理解自己出现这一变化的原因，接受因疾病而改变的现状。其次，要尝试健康的饮食习惯和适度的运动，有助于控制体重并改善多囊卵巢综合征的症状。最后，不愿意出门，到人多的地方就出现心慌、胸闷、恐惧等不适，可能是情绪低落或社交焦虑的表现，此时，可以尝试与亲朋好友或医生交流，寻求心理支持和帮助。

213. 每天都很沮丧，不停地吃且越来越胖。

这是一种很常见的情况，许多人在面对多囊卵巢综合征或其他健康问题时，会感到沮丧和失落，而这种情绪可能会导致他们寻求短暂的安慰，如不停地吃，以此来缓解内心的焦虑或不安。但是，这并不能解决根本问题，过度进食带来的体重增加和代谢问题，反而会加重沮丧和焦虑情绪。此时，可以尝试寻找健康的应对方式，如进行散步、运动、看电影或阅读等，可以帮助转移注意力，缓解情绪。尽管多囊卵巢综合征可能会带来一些身体上的变化，但关注身体健康是非常重要的，如果以上方法无法缓解情绪问题，可以考虑接受心理治疗以寻求有效的应对策略。

214. 患多囊卵巢综合征和抑郁症后，家人总是劝我开心，但我很难做到。

抑郁症是一种以情绪低落、兴趣下降、动力低下为特征的精神障碍，可能与体内激素变化有关，常与多囊卵巢综合征共病，需要专业的心理、药物或物理治疗。家庭支持十分重要，可以与家人进行沟通，坦白自己需要理解和支持。重要的是，要尝试接受当前的困境，给自己一定的时间来适应这一疾病，与家人、朋友、医生一起努力，共同努力克服困难，可逐渐恢复健康并重新获得快乐的生活。

215. 失眠会加重多囊卵巢综合征吗？

多囊卵巢综合征是一种复杂的妇科内分泌代谢疾病，失眠可能会影响身体的内分泌系统，导致激素水平的变化，从而加重多囊卵巢综合征的症状。可通过建立规律的睡眠时间表、创造舒适的睡眠环境、避免刺激性食物和饮料、避免长时间躺在床上等来改善夜间睡眠。此外，适度的运动可以消耗能量、释放压力和紧张情绪，并促进身体内产生内啡肽等化学物质，这些物质有助于提高情绪和减轻抑郁症状、促进睡眠。若失眠影响到白天的工作、学习或生活，建议及时就医，寻求专业医生的帮助和治疗。

216.每天被家人催着怀孕，作为患有多囊卵巢综合征的我好难。

多囊卵巢综合征患者本身就有排卵障碍，怀孕较同龄女性困难，而且长期月经紊乱，这时还被家人催促怀孕，面临身体和情感上的双重压力，的确会加重紧张、担心、自责的情绪。此时，应该与家人坦诚沟通自己的感受和困扰，让家人也多了解多囊卵巢综合征的表现和治疗方式，让他们参与到疾病的诊疗环节，可得到他们更多的理解与支持，从而减少他们给予的额外压力。通过建立家庭－医院合作的治疗联盟，配合助孕治疗，可以更有效地帮助您恢复健康并实现自己的生育目标。

217.妈妈听医生说运动有益改善多囊卵巢综合征，每天催促我跑步，我好累。

运动确实有益于多囊卵巢综合征，可以帮助控制体重、改善代谢和增强身体的免疫力，但每个人的身体状况和运动偏好都不同，因此对于运动类型的选择和频率应该根据个体情况来决定。如果每天都被迫进行高强度的运动，可能会给您带来身体和心理上的压力，反而对健康不利。此时，可以与妈妈进行沟通，减轻妈妈的担心，同时选择自己喜欢且适合的运动类型，逐渐增加强度，并根据自己的身体反应进行调整。

218. 我还没有谈男朋友，不想吃避孕药，怕室友误会。

　　多囊卵巢综合征是由内分泌代谢紊乱导致的一种慢性疾病，因病因不明，无法根治，需要针对症状进行治疗。复方口服避孕药是目前临床常用于多囊卵巢综合征患者调节月经和抗雄激素的药物，除了避孕功效之外，它还有以下作用：可降低多囊卵巢综合征女性体内雄激素水平，祛除"青春痘"、改善多毛症状；可以调节月经；还可以抑制子宫内膜增生，预防子宫内膜癌的发生，因此复方口服避孕药是治疗多囊卵巢综合征的常用药物。

　　作为多囊卵巢综合征患者，虽然目前没有避孕需求，但是存在月经紊乱和（或）痤疮、多毛等高雄激素症状，服用复方口服避孕药能够获益，因此，向室友及亲友做出适当的解释，消除误会，可以放心服用。